Hochfrequenzbeatmung
Grundlagen und Praktische Anwendung

Dr. Rainer Stachow,
Allgemeines Krankenhaus
Heidberg, Hamburg

Vorwort

Die Hochfrequenzventilation (HFV) ist eine Beatmungstherapie, die in den letzten 10 Jahren zunehmend klinische Anwendung erfährt. Unter diesem Begriff werden mehrere Verfahren zusammengefaßt. Zu unterscheiden sind die Hochfrequenz-Jet-Ventilation (HFJ) und die Hochfrequenz-Oszillationsbeatmung (HFO oder HFOV). Dieses Heft orientiert sich an der Hochfrequenz-Oszillationsbeatmung. Mehrere Geräte sind inzwischen auf dem Markt erhältlich, die sich erheblich in Technologie, Leistungsfähigkeit, Kombinationsmöglichkeit, Bedienerfreundlichkeit und nicht zuletzt dem Preis unterscheiden. Die Empfehlungen und Ausführungen dieser Broschüre sind auf das Babylog 8000 mit Software 4.02 (Drägerwerk AG, Lübeck) fokussiert. Andere Oszillatoren können u.U. erheblich different reagieren [29, 41].

Das vorliegende Heft soll den Einstieg in die Hochfrequenzoszillationsbeatmung erleichtern und einen Überblick auf die Wirkungsweisen, Indikationen, Steuerung, Beatmungsstrategien und Komplikationen verleihen. Dabei wurde besonderer Wert auf die Praxisrelevanz gelegt, während theoretische Diskussionen eher in den Hintergrund rücken. Bevor jedoch ein Team mit der HFV das erste Mal beginnt, ist es empfehlenswert sich eine umfangreiche praktische Anleitung von bereits erfahrenen Anwendern zu verschaffen.

Die beschriebenen Strategien zum Management der HFV beruhen auf den Ergebnissen zahlreicher Publikationen sowie der langjährigen Erfahrung des Autors mit dieser Beatmungsform. Es werden nur solche Strategien beschrieben, die auf Grund der vorliegenden Literatur als hinreichend gesichert gelten dürfen, wobei kontroverse Meinungen jedoch auch dargestellt werden. Bei dem raschen Fortschritt des medizinischen Wissens ist aber natürlich auch damit zu rechnen, daß Darstellungen und Empfehlungen unter Umständen revidiert werden müssen.

Hamburg, Juli 1995
Rainer Stachow

Inhaltsverzeichnis

1 Hochfrequenzbeatmung	8
1.1 Einleitung	8
1.2 Definition	8
1.3 Geräte	9
2 Wirkprinzipien	11
3 Kenn- und Steuergrößen der HFV	14
3.1 Mittlerer Atemwegsdruck (MAP)	14
3.2 Amplitude – Oszillationsvolumen	15
3.3 Oszillationsfrequenz	18
3.4 Der Gastransport-Koeffizient DCO_2	19
4 Indikationen zur Hochfrequenzbeatmung	20
5 Kombination von HFV und IMV und »sustained Inflation«	22
6 Starten der HFV und Management	24
6.1 Der Einstieg	24
6.2 Fortsetzung	25
6.3 Atemgasanfeuchtung	27
6.4 Entwöhnung von der Oszillationsbeatmung	27
7 Monitoring während HFV	29
8 Strategien für verschiedenen Lungenerkrankungen	31
8.1 HFV bei diffusen homogenen Lungenerkrankungen	31
8.2 HFV bei nicht homogenen Lungenerkrankungen	32
8.3 HFV bei Airleaks	32
8.4 HFV bei Atelektasen	33
8.5 HFV bei pulmonalem Hypertonus des Neugeborenen (PPHN)	34
9 Komplikationen, Kontraindikationen und Grenzen	36
9.1 Komplikationen und Nebenwirkungen	36
9.2 Kontraindikationen	37
9.3 Grenzen der HFV	37

10 Versagen der HFV	39
11 Zusammenfassung	40
12 Anhang	41
12.1 Beschreibung der Hochfrequenzfunktion des Babylog 8000	41
12.1.1 Einstellung des Babylog 8000	46
12.1.2 Oszillationsvolumen, Frequenz und MAP beim Babylog 8000	49
12.1.3 Amplitudeneinstellung und Oszillationsvolumen	51
12.2 Fallbeschreibungen	52
12.3 Beispiel: DCO_2 bei 11 Patienten	58
12.4 Ergebnisse der HFV an einem neonatologischem Kollektiv	59
12.5 Beatmungsprotokoll	65
12.6 Abkürzungen	66
13 Literatur	68
14 Index	74

1 Hochfrequenzbeatmung

1.1 Einleitung

Auch in der Ära von Surfactant gibt es Patienten, die sich selbst mit ausgefeilter konventioneller Beatmung nicht befriedigend beatmen lassen. So gehört die respiratorische Insuffizienz weiterhin zu den Hauptursachen der neonatalen Mortalität. Eine Intensivierung der konventionellen Beatmung führt über die Anhebung von Atemfrequenz, Beatmungsdruck und PEEP zu einem verstärktem Barotrauma. Vor allem vermehrt auftretende Scherkräfte, als Folge hoher Druckamplitude, schädigen das Lungengewebe. Als Ausweg aus solchen verzweifelten Situationen bieten sich entweder die ECMO oder die Hochfrequenz-Oszillationsbeatmung an.

Seit der Erstbeschreibung der Hochfrequenz-Oszillationsbeatmung durch Lunkenheimer Anfang der 70er Jahre ist diese Beatmungsform intensiv weiterentwickelt worden und findet zunehmend weltweite Anwendung.

1.2 Definition

Die Hochfrequenz-Oszillationsventilation ist eine Beatmung mit Frequenzen von 5 - 50 Hz (300 - 3.000/min), aktiver In- und Exspiration sowie einem Beatmungsvolumen kleiner, gleich oder nur gering oberhalb des Totraumvolumens. (Vgl. Abb. 1.1)

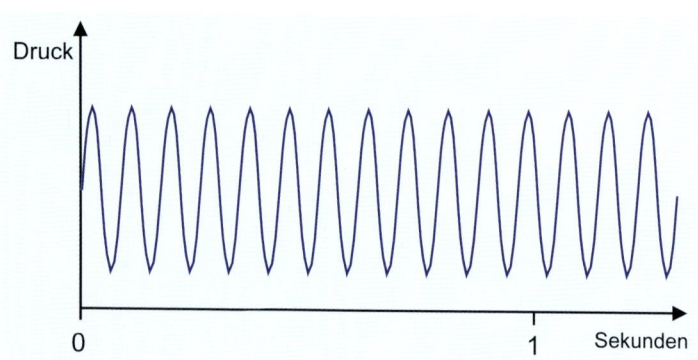

Abb 1.1.: Druck-Zeitkurve unter HFO bei einer Frequenz von 12 Hz

1.3 Geräte

Es gibt verschiedene technische Prinzipien, mit denen die Oszillationen für die Beatmung erzeugt werden. Sogenannte echte Oszillatoren sorgen für eine aktive In- und Exspiration mit einer sinusoidalen Beatmungskurve:
- Kolbenoszillatoren (z.B. Stephan SHF 3000®, Hummingbird V®, Dufour OHF 1®[1)]) verwenden einen Zylinder mit einem sich rasch bewegenden Kolben, der die Luftsäule in den Beatmungsschläuchen zur Oszillation anregt. Ein relativ konstantes Oszillationsvolumen kann durch diese Maschinen erzeugt werden. Die Frischgaszufuhr wird durch ein Bias-Flow-System gewährleistet (Abb 1.2).
- Andere Geräte (z.B. Sensormedics 3100A®[1)]) erzeugen mit einem großen Lautsprecher die Oszillationen und eignen sich auch für die Behandlung von Patienten außerhalb der Neonatalperiode. Frischgas muß hier ebenfalls durch einen Bias-Flow zugemischt werden. Mit dem kommerziell erhältlichen Gerät diesen Typs ist eine gleichzeitige konventionelle Beatmung allerdings nicht möglich.

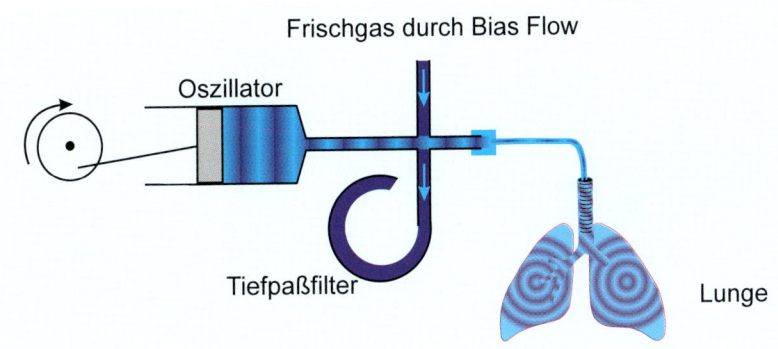

Abb 1.2

Demgegenüber stehen Flowinterrupter, die den Gasfluß zum Patienten mit hoher Frequenz unterbrechen und auf diese Weise die »Oszillationen« bewirken. Die Leistungsfähigkeit dieser Geräte ist allerdings auch von der Lungenmechanik des Patienten abhängig [67].

- Der Infant Star unterbricht mit Hilfe einer Ventilbank den inspiratorischen Gasfluß. Wegen ihrer Funktionsweise wird diese Maschine von einigen Autoren eher den Geräten der Jetbeatmung zugerechnet. [83, 41]
- Das Babylog 8000 arbeitet mit einem hohen inspiratorischem Continous-Flow (max 30 l/min). Die Oszillationen werden durch rasches Öffnen und Schließen des Exspirationsventiles erzeugt. Ein exspiratorisch wirksames Jet-Venturi-System gewährleistet eine aktive Ausatmung.

---

1) Stephan SHF 3000 ist eingetragenes Warenzeichen der F. Stephan GmbH, Gackenbach, Deutschland
Hummingbird V ist eingetragenes Warenzeichen der Metran Medical Instr. MfG. Co., Ltd., Japan
Dufour OHF 1 ist eingetragenes Warenzeichen der S.A. Dufour, Villeneuve D'Asco, Frankreich
Sensormedics 3100A ist eingetragenes Warenzeichen der SensorMedics Corporation, USA
Infant Star ist eingetragenes Warenzeichen der Infrasonics, Inc., San Diego, USA

2 Wirkprinzipien

Die Wirkung der HFV beruht vor allem auf einer Verbesserung des pulmonalen Gasaustausches. Zum Teil werden aber auch Lungenmechanik und Hämodynamik günstig beeinflußt.
Bei der konventionellen Beatmung wird der pulmonale Gasaustausch durch direkte alveoläre Ventilation gewährleistet. Vom applizierten Tidalvolumen erreicht nur der Anteil »Atemzugvolumen minus Totraumvolumen« die Alveolen.
Bei Tidalvolumina unterhalb des Totraumvolumens versagt diese klassische Erklärung des Gasaustausches. Der Erfolg der HFV eine adequate Ventilation der Lunge gerade mit Tidalvolumina im Bereich des Totraumes zu ermöglichen bedeutet, daß in den Atemwegen eine erhebliche Durchmischung des zugeführten Frischgases mit dem in der Lunge bereits befindlichem (verbrauchtem) Gas stattfinden muß.
Der genaue Vorgang dieses verbesserten Gasaustausches wird weiterhin nicht vollständig verstanden. Jedoch werden ständig neue und bedeutende Mechanismen entdeckt und erforscht, die sich zum Teil allerdings stark idealisierter Modelle bedienen. Dabei kommen wahrscheinlich unterschiedliche Vorgänge simultan zur Wirkung. Der Anteil der einzelnen Mechanismen am Gasaustausch dürfte dabei in Abhängigkeit der betroffenen Lungenareale, der aktuellen Lungenmechanik (Compliance, Resistance) sowie vom Ventilator und der Geräteeinstellung (Frequenz, MAP, Amplitude) variieren. [17, 35, 87, 90]

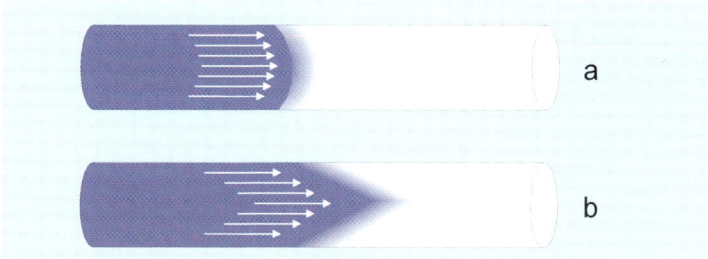

Abb. 2.1: Taylor-Dispersion. Grenzfläche zwischen zwei Gasen bei unterschiedlichen Flußgeschwindigkeiten: a) niedriger Flow, b) hoher Flow mit longitudinaler Ausziehung der Grenzfläche entsprechend dem Flußgeschwindigkeitsprofil. Der Gasaustausch vollzieht sich an den Grenzflächen durch transversale Diffusion.

1. Erhöhter longitudinaler Gastransport und verstärkte Dispersion

Eine Reihe dieser Mechanismen leiten sich von dem von Taylor 1953 erkannten fundamentalem Prozeß der scherenförmigen Dispersion ab. Bei diesem Vorgang wird die anfangs planare Grenzfläche zwischen zwei Gasen bei zunehmender Flußgeschwindigkeit eines Gases entsprechend keilförmig ausgezogen (Abb 2.1).

Der dabei entstehende longitudinale Gastransport ist viel größer als die molekulare Diffusion allein. Die Vermischung beider Gase geschieht durch transversale Diffusion. Je größer die molekulare Diffusivität ist, um so weniger wird die Grenzfläche zwischen beiden Gasen ausgezogen und um so geringer wird der effektive longitudinale Transport sein. Im idealen Fall einer konstanten Strömung in einem geraden Tubus ist das Ausmaß des Gastransportes von der effektiven longitudinalen Diffusivität abhängig und ist der molekularen Diffusivität umgekehrt proportional. Bei gekrümmten Tuben oder an Bifurkationen treten sekundäre Gasbewegungen auf (Abb. 2.2), die die laterale Gasdurchmischung erhöhen, den longitudinalen Gastransport aber verringern.

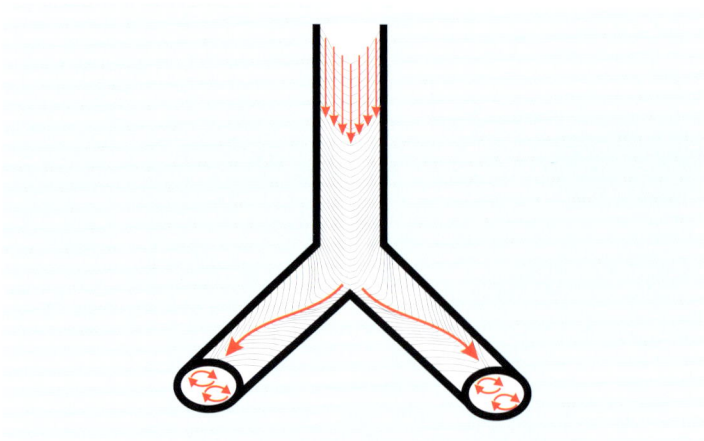

Abb. 2.2: Verformung der Flußprofile und er Gasgrenzflächen beim Auftreffen auf Bifurkationen und Entstehung sekundärer, wirbelförmiger Gasbewegungen.

Oszillierende Pulsationen der Bronchialwände können eine Flußumkehr bewirken und so den Konzentrationsgradienten zwischen den Gasen erhöhen. Dadurch wird zusätzlich eine verstärkte longitudinale Gasbewegung verursacht.

2. Direkte alveoläre Ventilation
Ein geringer Teil proximal gelegener Alveolen kann unverändert direkt ventiliert werden. Hier vollzieht sich der Gasaustausch wie bei der konventioneller Beatmung.

3. Interalveoläre Pendelluft
Auf Grund regional unterschiedlicher Compliance und Resistance werden nicht alle Alveolen/Lungenabschnitte phasengleich, sondern nacheinander belüftet, indem die einzelnen Alveolen/Lungenabschnitte untereinander »Pendelluft« austauschen. Auf diese Weise können selbst sehr kleine Frischgasvolumina eine große Anzahl von Alveolen und Regionen erreichen. (Abb. 2.3)

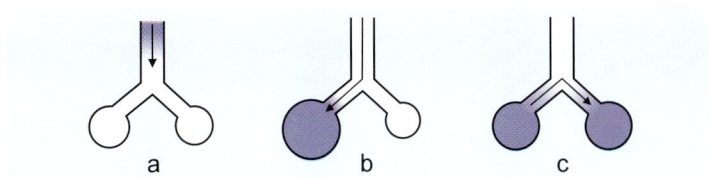

Abb. 2.3: Pendelluft. (a) vor Beginn eines Atemzyklus. In der ersten Phase (b) der pulmonalen Ventilation wird nur ein Teil der Alveolen belüftet. In Phase (c) tauschen die Alveolen untereinander Luft aus. Die einzelnen Phasen dauern natürlich nur Bruchteile des gesamten Atemzyklus.

4. Effekte auf Lungenmechanik und Hämodynamik
Durch die kontinuierliche Applikation eines Blähungsdruck (vgl. 3.1.) können Dystelektasen geöffnet und der Ventilation zugänglich gemacht werden. Ein Anstieg der Compliance ist die Folge. Gleichzeitig ist dadurch eine Verbesserung des Ventilations-Perfusionsmißverhältnisses mit Abnahme intrapulmonaler Rechts-Links-Shunts zu beobachten. Bei Hyperkapnie bedingter pulmonaler Hypertonie kann sich durch die rasche Senkung des pCO_2 während der HFV der pulmonale Gefäßwiderstand reduzieren.

3 Kenn- und Steuergrößen der HFV

Die Oszillationsbeatmung wird durch 3 Kenngrößen determiniert (Abb.3.1). Die einzelnen Atemzyklen oszillieren um den mittleren Atemwegsdruck (MAP). Die Höhe der Druckamplitude beeinflußt das Oszillationsvolumen und ist damit wesentlicher Bestandteil der Effektivität dieser Beatmungsform. Der Abstand zwischen den einzelnen Zyklen wird durch die Oszillationsfrequenz festgelegt.

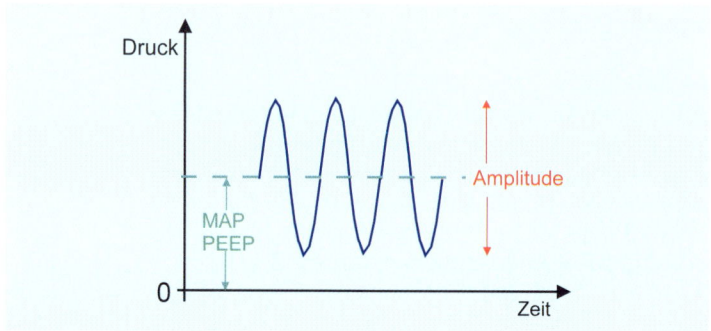

Abb. 3.1: Kenngrößen Mitteldruck, PEEP, und Amplitude im Druck-Zeitdiagramm bei HFO

3.1 Mittlerer Atemwegsdruck (MAP)

Der mittlere Atemwegsdruck wird beim Babylog durch den PEEP/CPAP-Regler variiert. Im Beatmungsmode »CPAP« stimmt der MAP mit dem eingestellten CPAP exakt überein. Bei gleichzeitiger Überlagerung konventioneller Atemzüge wird der MAP im Mode »IMV« außerdem durch den Spitzendruck (PIP) und die In- und Exspirationszeiten bestimmt.

Der MAP wird je nach zu Grunde liegender Erkrankung etwa auf das Niveau der vorherigen konventionellen Beatmung eingestellt und sollte oberhalb des pulmonalen Öffnungsdruckes liegen. Bei Frühgeborenen mit RDS beträgt dieser pulmonale Öffnungsdruck ca. 12 mbar (Vgl. Kap.8). Entscheidender physiologischer Effekt eines solchen kontinuierlich applizierten (Bläh-)Druckes ist die Öffnung dystelektatischer Lungenareale. Dies führt zu einer deutlichen Volumenrekrutierung. Die intermittierende Applikation von zusätzlichen Blähmanövern (sog. »sustained inflation«, vgl. 5.) kann

diesen Effekt noch weiter verstärken. Die Öffnung von Dystelektasen bewirkt außerdem eine Abnahme des Ventilations-Perfusions-Mißverhältnis und hat so eine Verringerung des intrapulmonalen Rechts-Links-Shunts zur Folge.
Der MAP ist damit der entscheidende Parameter zur Steuerung der Oxygenierung (Vgl. Kap. 6.1 + 6.2.). Über die PEEP/CPAP-Regulierung erlaubt das Babylog mittlere Atemwegsdrücke von 3 - 25 mbar.

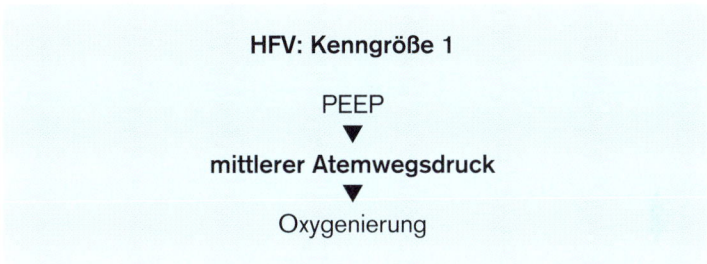

3.2 Amplitude – Oszillationsvolumen

Mit der »Amplitude« war zunächst die Druckamplitude während der Oszillation gemeint. Die Ventilation ist jedoch letztlich nicht von der Amplitude sondern vom Oszillationsvolumen abhängig. Als »Einstellparameter« am Beatmungsgerät ist die Amplitude aber eine der Determinanten des Oszillationsvolumens.
Das Oszillationsvolumen beeinflußt exponentiell die CO_2-Eliminierung (s.Kap. 3.4). Während der HFV sollten Oszillationsvolumina in der Größenordnung des Totraumvolumens (ca. 2-2,5 ml/kg) angestrebt werden.
Das Oszillationsvolumen ist bei den verschiedenen Hochfrequenzbeatmungsgeräten in unterschiedlichem Ausmaß von der Oszillationsfrequenz abhängig. Niedrigere Frequenzen ermöglichen höhere Volumina [18, 35].
Schon geringe Veränderungen des respiratorischen Systems (z.B. Sekret in den Atemwegen oder die Verwendung anderer Beatmungsschläuche oder Tuben) können über die Resistance das Oszillationsvolumen und damit die Effektivität der HFV verändern [36, 41].

HFV: Kenn- und Steuergrößen

Bei hoher Amplitude werden vom Gerät für die einzelnen Oszillationszyklen hohe Spitzendrücke registriert. Diese treten jedoch nur am Tubuskonnektor auf und werden durch den Tubus auf 1/3 bis 1/6 des Ausgangswertes gedämpft [47].
Bei den Flowinterruptern sind Amplitude und Oszillationsvolumen natürlich außerdem entscheidend vom Flow bedingt.

Für das Babylog sind die Flowraten während der HFV in Abhängigkeit von Frequenz und MAP in einem Kennlinienfeld programmiert und vom Anwender selbst nicht mehr beeinflußbar. Es ergibt sich eine starke, nicht ganz lineare Abhängigkeit des Oszillationsvolumens von der eingestellten Oszillationsfrequenz. Diese Zusammenhänge sind in der Abb.3.2 + 12.2 dargestellt. So resultieren bei niedrigen Frequenzen hohe Volumina, während bei Frequenzen > 10 Hz die Volumina sehr klein werden (Vgl. 12.1.2).
Aus Sicherheitsgründen kann beim Babylog die exspiratorische Druckamplitude ein Niveau von (- 3) mbar nicht unterschreiten. Deshalb variieren Amplitude und Oszillationsvolumen auch mit dem MAP. Insbesondere bei einem MAP < 8 mbar verringern sich die Oszillationsvolumina deutlich. (s. Abb 3.2 + 12.2)
Die Oszillations-(druck)-amplitude ist beim Babylog als relativer Parameter zwischen 0 und 100% einstellbar. Dabei bedeutet eine Amplitude von 100% die maximal erreichbare Amplitude unter den momentan gegebenen Bedingungen der Geräteeinstellung (MAP, Frequenz) und des respiratorischen Systems (Beatmungsschläuche, Konnektoren, Tuben und Atemwege). (Vgl. auch 12.1.3.)

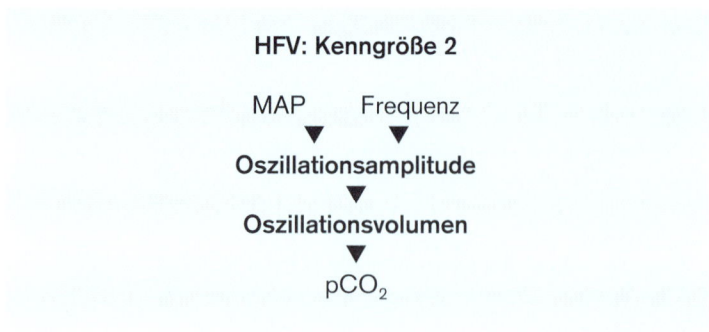

HFV: Kenngröße 2

MAP   Frequenz
▼   ▼
Oszillationsamplitude
▼
Oszillationsvolumen
▼
pCO_2

für Babylog 8000

HFV: Kenn- und Steuergrößen

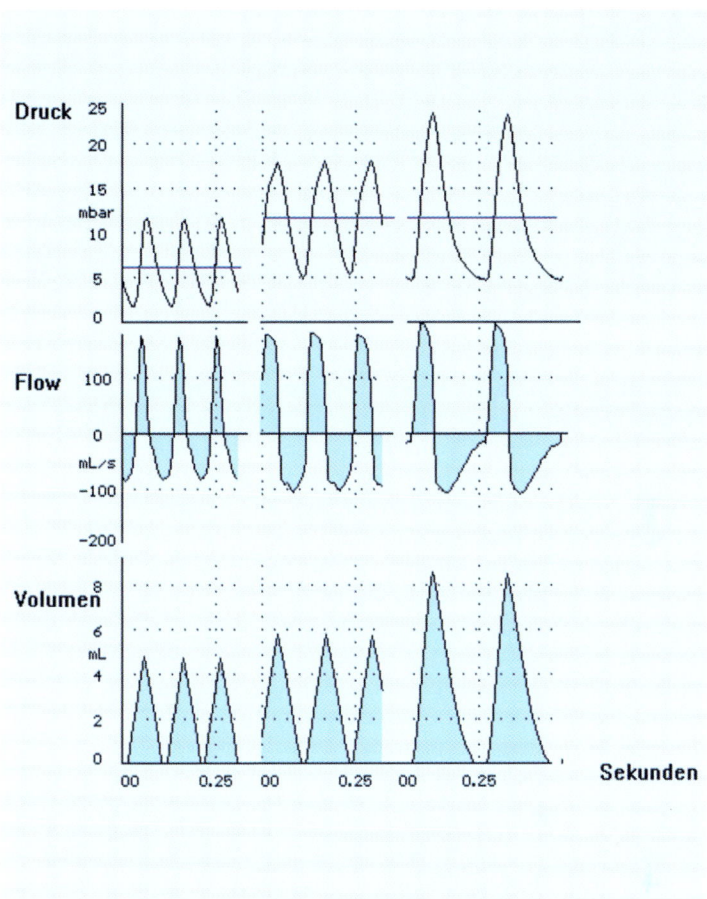

Abb.3.2: Abhängigkeit der Oszillationsamplitude, des Flow und des Oszillationsvolumens vom MAP, und der Oszillationsfrequenz beim Babylog 8000:
a) Ausgangssituation: F_{HFO} = 10 Hz, MAP   6 mbar, V_{THFO} = 4,6 ml
b) Anhebung des MAP: F_{HFO} = 10 Hz, MAP 12 mbar, V_{THFO} = 5,8 ml
c) Verringerung der Frequenz: F_{HFO} =   7 Hz, MAP 12 mbar, V_{THFO} = 8,5 ml
Die Kurven wurden über die serielle Schnittstelle des Babylog gemessen und repräsentieren die Druck, Flow und Volumenverhältnisse am Y-Konnektor. Da jedoch der Druckaufnehmer fern vom Konnektor, im Bereich des Exspirationsventils positioniert ist, darf die Druckkurve nur qualitativ bewertet werden. Beatmet wurde eine Testlunge (C=0,65 ml/cmH_2O); Schlauchsystem: Fischer-Paykel.

3.3 Oszillationsfrequenz

Die Oszillationsfrequenz wird in Hertz (Hz) angegeben und beeinflußt bei den verschiedenen verfügbaren Hochfrequenzbeatmungsgeräten das Oszillationsvolumen und die Amplitude in unterschiedlichem Ausmaß [35].
Auch der intraalveoläre Druck kann von der Oszillationsfrequenz beeinflußt werden. Liegt die Oszillationsfrequenz im Bereich der Resonanzfrequenz des intubierten respiratorischen Systems, so wurden alveolär höhere Drücke als am Tubuskonektor gemessen [5, 31, 50].

Die Wahl der »optimalen« Oszillationsfrequenz ist zur Zeit Gegenstand kontroverser Diskussion. In den meisten Studien und Anwendungsbeobachtungen der HFV bei Neugeborenen wurden Frequenzen ≤ 16 Hz angewandt. Andererseits konnte kürzlich für leistungsfähige Kolbenpumpen gezeigt werden, daß bei konstantem Oszillationsvolumen erst Frequenzen um 25 Hz eine optimale Ventilation und Oxygenierung bei großen Versuchstieren (65-99kg) gewährleisten. Je größer die Tiere waren, um so höhere Frequenzen waren erforderlich [2, 13, 18, 35, 36, 66].

Für das Babylog haben sich Frequenzen um 10 Hz und darunter als günstig erwiesen, weil die interne Programmierung bei niedrigen Frequenzen hohe Flowraten und damit hohe Oszillationsvolumina ermöglicht.

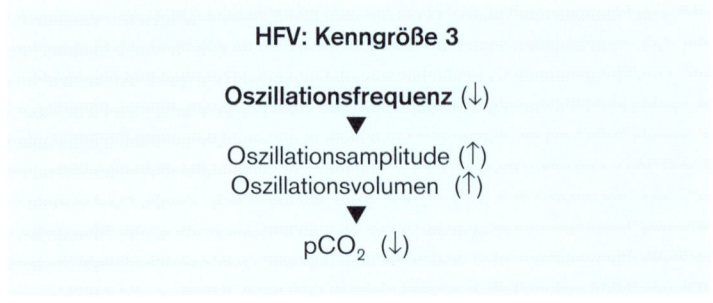

HFV: Kenngröße 3

Oszillationsfrequenz ($\downarrow$)
▼
Oszillationsamplitude ($\uparrow$)
Oszillationsvolumen ($\uparrow$)
▼
pCO_2 ($\downarrow$)

für Babylog 8000

3.4 Der Gastransport-Koeffizient DCO$_2$

Bei der konventionellen Beatmung wird die pulmonale Ventilation durch das Produkt aus Atemzugvolumen und Atemfrequenz dem Atemminutenvolumen determiniert.
Für die Oszillationsbeatmung fanden verschiedene Arbeitsgruppen, daß die CO$_2$-Elimination gut mit

$$Vt^2 \times f$$

korreliert. Dabei ist Vt das Oszillationsvolumen, f entspricht der Oszillationsfrequenz. Dieser Parameter wird als »Gastransport-Koeffizient« DCO$_2$ bezeichnet und vom Babylog 8000 angezeigt. Eine Erhöhung dieses Koeffizienten bewirkt eine CO$_2$-Absenkung [34, 53, 57, 91, 95].

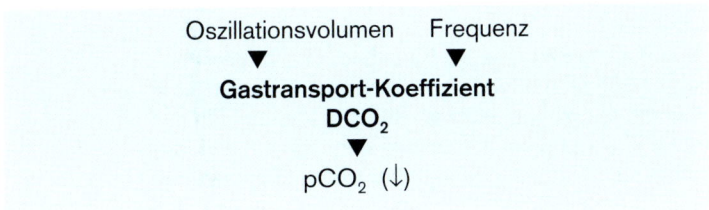

Zur Demonstration der klinischen Relevanz des Gastransport-Koeffizienten siehe Anhang: Kap 12.2, 12.3, 12.4

4 Indikationen zur Hochfrequenzbeatmung

Seit Beginn der 80er Jahre ist in zahlreichen Fallberichten und Studien über Ergebnisse der Oszillationsbeatmung berichtet worden. Dabei liegen jedoch nur wenige kontrollierte Studien mit größerer Fallzahl vor [22, 25, 45, 46, 78]. Bei Neugeborenen wurde die HFV zunächst als Rescue-Behandlung im Rahmen von Heilversuchen eingesetzt. Ziel dieser Beatmung ist eine Verbesserung der Ventilation und Oxygenierung bei gleichzeitiger Reduktion des pulmonalen Barotraumas.

Ein Behandlungsversuch mit der Oszillationsbeatmung kann durchgeführt werden, wenn die konventionelle Beatmung versagt, ein Barotrauma bereits vorliegt, oder zu befürchten ist. Dies betrifft in erster Linie pulmonale Erkrankungen mit erniedrigter Compliance. Die Effizenz der HFV für diese Indikationen wurde durch die Mehrzahl der klinischen Studien belegt. Bei schwerem Lungenversagen konnte die HFV wirksam als ECMO-Ersatzstrategie angewandt werden. [2, 4, 12, 16, 22, 25, 27, 28, 37, 39, 45, 46, 48, 69, 74, 78, 83, 94, 104]

Dabei ist der exakte Zeitpunkt des Überganges von konventioneller Beatmung auf HFV sicher von der Erfahrung des Behandlungsteams abhängig. Es gibt inzwischen Zentren, die im Rahmen von Studien die HFV als primäre Beatmungsform beim RDS einsetzen [37, 42, 78, 83]. Auch bei der congenitalen Zwerchfellher-

HFV: Indikationen 1

Bei Versagen der konventionellen Beatmung

- Erniedrigte Compliance
- RDS/ARDS
- Airleak
- Mekoniumaspiration
- BPD
- Pneumonien
- Atelektasen
- Lungenhypoplasie

Sonstige
- PPHN

nie konnte die HFV als primäres Beatmungsverfahren und während der operativen Korrektur erfolgreich angewandt werden [23, 38, 51, 75, 88, 96, 98].
Für verschiedene chirurgische Operation, insbesondere im Larynx- und Trachealbereich, ist die Hochfrequenzventilation als Beatmungsverfahren effektiv eingesetzt worden [3].
Bei der primären pulmonalen Hypertonie des Neugeborenen (PPHN) ist ebenfalls durch Einsatz der HFV eine Verbesserung von Oxygenierung und Ventilation erreichbar (Literatur 8.5.)
Unter Beachtung der Kontraindikationen (Vgl. Kap. 10.1+ 10.2) hat sich an unserer Klinik folgendes Vorgehen bewährt. Bei Versagen der konventionellen Beatmungsstrategie* wird auf Oszillationsbeatmung umgeschaltet. Ein Versagen der konventionelle Beatmung wird angenommen, wenn die Erhaltung einer ausreichenden Oxygenierung (pO_2 > 50mmHg, SaO_2 > 90%) und CO_2 - Eliminierung (pCO_2 < 55-65 mmHg) gewisse Grenzen erforderlicher Spitzendrücke (PIP) überschreitet. Diese Grenzen machen wir an unserer Klinik vom Gestationsalter und dem Körpergewicht abhängig: Bei kleinen Frühgeborenen erwägen wir die HFV bei einem erforderlichen PIP > 22mbar. Überschreitet der PIP Drücke von 25 mbar, so sehen wir das als »absolute« Indikation zur HFV. Bei reiferen Kindern verschieben sich diese Druckgrenzen etwas nach oben. (Vgl. Indikationen 2).

HFV: Indikationen 2

Bei Versagen der konventionellen Beatmung

Frühgeborene
relativ: PIP > 22 mbar
absolut: PIP > 25 mbar

Neugeborene
relativ: PIP > 25 mbar
absolut: PIP > 28 mbar

---

* Konventionelle Beatmungsstrategie für Frühgeborene am Allg. Krankenhaus Heidberg: Initiales Setting: Atemfrequenz: 60/min; Ti: 0,4s; Te : 0,6s ,
PIP: 16-20mbar PEEP 2-4 mbar
Weiteres Procedere: Atemfrequenz: bis 100/min, I:E > 1,5, PEEP 2-5mbar, PIP bis max 22 (25) mbar, evtl. erhöhter Exspirationsflow (VIVE)

5 Kombination von HFV und IMV und »Sustained Inflation«

Die Oszillationsbeatmung kann alleine, d.h. im Modus CPAP, oder in Kombination mit überlagerter IMV-Beatmung durchgeführt werden. Die IMV-Beatmungsfrequenz wird gewöhnlich auf 3 bis 5 Zyklen pro Minute festgelegt. (Vgl. auch Anhang 12.1.) Der Effekt der IMV-Atemzüge liegt wahrscheinlich in einer zusätzlichen Öffnung dystelektatischer Lungenareale im Sinne eines weiteren »volume recruitment«.

Für diese Blähbeatmungshübe wurden z.T. sehr lange Inspirationszeiten (15 - 30 sec) mit hohen Inspirationsdrücken (10-15cm H_2O über MAP) bzw Volumina (7 ml/kg) vorgeschlagen. Durch so eine ca. alle 20 min applizierte »sustained inflation«(SI) konnte eine bessere Compliance und Oxygenierung erzielt und Atelektasen vorgebeugt werden (Vgl. Abb.5.1), [10, 11, 37, 41, 65, 70, 113]. Besonders nach einer Deflation beim Absaugen kann die Lunge durch eine »sustained inflation« rasch wieder entfaltet werden. Ob jedoch diese Blähmanöver grundsätzlich durchgeführt werden sollten ist z.Zt. Gegenstand kontroverser Diskussion. In den meisten klinischen Studien wurde keine »sustained inflation« angewendet. Im Tierversuch zeigte sich kein vermehrtes Barotrauma durch SI [10].

Als Vorteil der Kombination von HFV und IMV ist daher vor allem die Verhütung von Atelektasen zu nennen, die bei alleiniger HFV mit zu niedrigem MAP auftreten können (Vgl. 9.1 Komplikationen). Bei Kombination einer höherfrequenten IMV-Beatmung mit HFV kann es zu einer deutlich besseren CO_2 Auswaschung (»Totraumspülung« durch die HFV) bei insgesamt niedrigeren Spitzendrücken als bei der konventionellen Beatmung kommen [7, 8, 9, 12, 44, 50, 109].

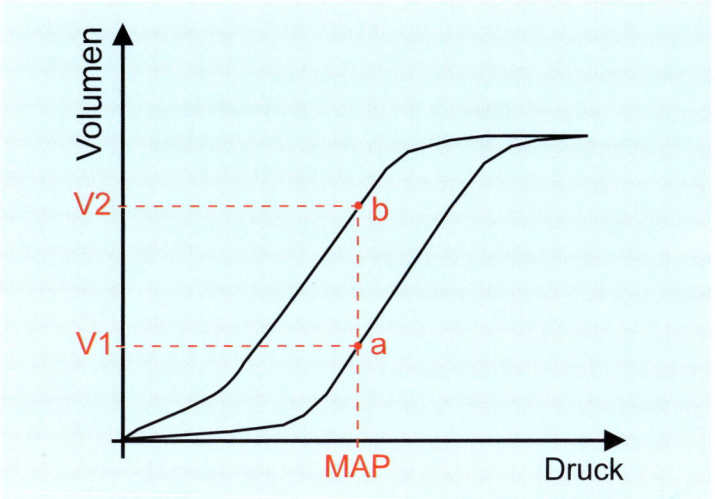

Abb.5.1: Effekt eines Blähmanövers durch "sustained inflation" (SI):
Vor Beginn der SI wird durch den Punkt (a) auf der inspiratorischen Druck-Volumenkurve das intrapulmonale Volumen (v1) zum Druck des MAP festgelegt. Nach dem SI-Manöver erhöht sich das durch den MAP aufgebaute intrapulmonale Volumen (v2) entsprechend dem Punkt (b) auf der exspiratorischen Kurve.

6 Starten der HFV und Management

6.1 Der Einstieg

Vor Beginn der Hochfrequenzbeatmung muß der mittlere Atemwegsdruck abgelesen werden. Danach wird zur Oszillationsbeatmung übergegangen. Beim Babylog 8000 geschieht das auf Knopfdruck.

Nach Reduktion der IMV-Frequenz auf ca. 3/min oder Umschalten auf »CPAP« wird sofort der MAP nachreguliert:
Die Einstellung des MAP geschieht unter dem Gesichtspunkt optimaler Lungenentfaltung und wird beim Babylog 8000 durch den PEEP/CPAP-Regler vorgenommen. Drei verschiedene Strategien sind beschrieben worden und eignen sich für die klinische Anwendung:

1. Der MAP wird 2-5 mbar über dem MAP der vorangegangenen konventionellen Beatmung eingestellt. Danach wird der MAP schrittweise angehoben bis es zu einer Besserung der Oxygenierung und optimaler Inflation der Lunge kommt.
2. Innerhalb der ersten 3-5 min der HFV wird der MAP 6-8 mbar über dem MAP der konventionellen Beatmung gewählt. Danach wird der MAP wieder reduziert auf ein Niveau von 0-2 mbar über dem MAP der konventionellen Beatmung und im weiteren entsprechend der Oxygenierung variiert.
3. Der MAP bleibt auf dem Level des MAP während der konventionellen Beatmung. Die Lungenentfaltung wird durch die Applikation initialer und intermittierender Blähbeatmungszüge (»sustained inflation«) gewährleistet (Vgl. Kap. 5)

An unserer Klinik bevorzugen wir die erste Strategie. Vom erfahrenen Anwender können diese Strategien aber auch kombiniert werden.
Der IMV-Druck wird ca 2-5 mbar unter dem PIP der konventionellen Beatmung gewählt. Als Oszillationsfrequenz haben sich beim Babylog 8000 initial 10 Hz bewährt. Die Oszillationsamplitude wird so hoch wie möglich eingestellt, so daß der Thorax des Patienten sichtbar vibriert. Dabei ist ein Oszillationsvolumen von mindestens 2 ml/kg anzustreben. Nach ca. 30-60 min sollte durch ein Röntgenbild der Blähungszustand der Lunge beurteilt werden. Eine Entfaltung der Lunge über 8-9 Intercostalräume ist optimal.
[4, 11, 22, 23, 29, 67, 95, 97, 103, 109]

HFV: Einstieg

MAP(PEEP):	2-5-(8) mbar über MAP der konventionellen Beatmung ggf. weiter erhöhen bis pO_2 (↑) nach 30 min Rö: 8 ICR
IMV-Frequenz:	3/min
IMV-Druck:	2-5 mbar unter konventioneller Beatmung
HFV-Frequenz:	10 Hz
HFV-Amplitude:	100% Achte auf Thoraxvibration
HFV-Volumen:	ca. 2-2,5 ml/kg

6.2 Fortsetzung der HFV

Bevor der Erfolg einer Einstellung beurteilt werden kann, muß ca. 10-15 Minuten abgewartet werden. Bei anhaltender Hypoxie wird der Atemwegsdruck sukzessive erhöht bis es zu einer Besserung der Oxygenierung kommt; beim Babylog maximal bis 25 mbar. Dabei darf jedoch weder der systemischer Blutdruck beeinträchtigt werden noch sollte der ZVD signifikant ansteigen. Alternativ kann die Lungenentfaltung durch Applikation von Blähbeatmungszügen verbessert werden. Wird ein volumenkonstanter Oszillator verwendet, kann die Oxygenierung evtl. durch Frequenzerhöhung optimiert werden.

Bei guter Oxygenierung wird zunächst der FiO_2 bis ca. 0,6 abgesenkt. Erst danach wird sehr vorsichtig der mittlere Atemwegsdruck (1-2 mbar/ 1-4 Std) reduziert.

Bei Hyperkapnie wird gezielt versucht, den Parameter DCO_2 bzw. das Oszillationsvolumen zu erhöhen, dazu sollte die Amplitude auf 100% eingestellt sein. Durch Frequenzverringerung und/oder Anhebung des MAP kann versucht werden die Amplitude, und damit das Oszillationsvolumen weiter zu steigern (Hilfestellung siehe 12.1.2). Außerdem ist bei Hyperkapnie stets eine Sekretverlegung der Atemwege auszuschließen, da die Wirkung der HFO durch Sekretstau wesentlich stärker behindert wird als bei konventioneller Beatmung. Beim Absaugen kann es zur Deflation der Lunge mit nachfolgender respiratorischer Verschlechterung kommen. Vorbeugend kann nach dem Absaugen vorrübergehend der MAP etwas erhöht werden, oder es wird eine »sustained inflation« durchgeführt.

HFV: Fortsetzung

Hypoxie	MAP erhöhen bis max 25 mbar (Bedingung: kein ZVD-Anstieg) alternativ: sustained inflation bei geringer Lungenentfaltung alle 20min Blähbeatmungshübe für 10-20 sec mit Druck 10-15mbar > MAP
Hyperoxie	FiO_2 absenken bis ca. 0,5 sehr vorsichtig MAP senken
Hyperkapnie	DCO_2 erhöhen – Amplitude 100% – Frequenz verringern – MAP erhöhen (>10mbar)
Hypokapnie	DCO_2 reduzieren – Amplitude verringern – Frequenz erhöhen – MAP absenken (<8mbar)
Überblähung:	MAP absenken – Frequenz verringern – HFO beenden
RR-Abfall/ ZVD-Anstieg	– Katecholamine – MAP reduzieren – HFV beenden

Kann bei einer Frequenz von 5 Hz, maximaler Amplitude und optimalem MAP die Ventilation nicht verbessert werden, muß zur konventionellen Beatmung zurückgeschaltet werden.

Bei niedrigen pCO_2-Werten soll das DCO_2 gezielt reduziert werden. Dazu kann die Amplitude direkt verringert, die Frequenz erhöht oder, beim Babylog, der mittlere Atemwegsdruck abgesenkt (<8mbar) werden. Eine effektive CO_2-Eleminierung erreicht man im allgemeinen bei Oszillationsvolumina über 2 ml/kg. Das entspricht meist einem DCO_2 über 40-50 ml²/sec./kg. (Vgl. Anhang 12.2, 12.3, 12.4)

Bei Überblähungszeichen wird zunächst der MAP reduziert. Bleibt die Überblähung bestehen, kann zusätzlich die Oszillationsfrequenz gesenkt werden, um eine bessere Deflation der Lunge während der Exspirationszyklen zu ermöglichen.

Bei Blutdruckabfall und/oder ZVD-Anstieg sowie verlängerter kapillärer Füllungszeit können zunächst Katecholamine eingesetzt werden. Bei anhaltenden Zeichen der Herzinsuffizienz muß aber der MAP verringert werden. Eine Verbesserung der cardialen Auswurfleistung kann eventuell auch durch Reduktion des PEEP bei gleichzeitiger Anhebung der IMV-Frequenz unter konstantem MAP erzielt werden. [23]

6.3 Atemgasanfeuchtung

Eine ausreichende Anfeuchtung (90%) des Atemgases während der Hochfrequenzbeatmung ist von erheblicher Bedeutung. Bei ungenügender Anfeuchtung kann es zu schweren, irreversiblen Trachealschäden kommen. Sekreteindickungen mit Bronchusobstruktionen können die pulmonale Situation verschlechtern. Andererseits kann eine zu starke Anfeuchtung mit Flüssigkeitsniederschlägen in Schläuchen, Tuben und Atemwegen die Wirkung der HFV vollständig blockieren [101, 104].
Mit den für das Babylog 8000 angebotenen Humidifikationssystemen Aquamod oder Fischer-Paykel ist erfahrungsgemäß eine adäquate Befeuchtung möglich.

6.4 Entwöhnung von der Oszillationsbeatmung

Das Weaning von der HFV gestaltet sich meist leichter als befürchtet. Zunächst wird der Sauerstoff auf 50-60% reduziert, danach in kleinen Schritten der mittlere Atemwegsdruck, bis etwa 8-9 mbar erreicht sind. Ist die Lunge jedoch überbläht, wird der Reduktion des MAP der Vorrang gegeben. Gleichzeitig kann die IMV-Frequenz erhöht, und die Oszillationsamplitude verringert werden (siehe 12.1.3). Es sei angemerkt, daß einer Veränderung des MAP nicht augenblicklich eine Änderung der Oxygenierung folgt. In stabiler klinischer Situation sollte 30-60 min gewartet werden, bevor der Effekt der Verstellung beurteilt wird.
Dann schaltet man auf konventionelle Beatmung zurück und führt mit IMV das weitere Abtrainieren durch. Eine Extubation aus der Oszillationsbeatmung heraus ist aber auch möglich.

HFV: Weaning

1. FiO$_2$ reduzieren
2. MAP reduzieren um je 1-max 2 mbar/ Std
   bis ca (8)-9 mbar dann IMV-Frequenz erhöhen
3. Amplitude reduzieren.
4. mit IMV/SIMV weiter beatmen und abtrainieren
5. Extubation aus HFO ist auch möglich falls Eigenatmung suffizient

7 Monitoring während HFV

Wie bei jeder künstlichen Beatmung sind die Vitalparameter engmaschig zu kontrollieren. Zu den üblichen Beatmungsparametern müssen der mittlere Atemwegsdruck und die Tidalvolumina für die Oszillations- und IMV-Zyklen beachtet werden [77]. Das Monitoring des DCO_2 hat sich uns als nützlich erwiesen. (S. Anhang: 12.2, 12.3, 12.4, 12.5). Zusätzlich kann es gerade bei schwerkranken Kindern sinnvoll sein, den Zentralen Venendruck regelmäßig oder kontinuierlich zu messen. Ein deutlicher Anstieg kann die kardiorespiratorische Dekompensation bei zu hohem mittlerem Atemwegsdruck ankündigen. Auch eine verlängerte kapilläre Füllungszeit und ein Rückgang der Urinproduktion können auf eine reduzierte kardiale Funktion hinweisen.

Mit der Dopplerechokardiografie kann sowohl die Kontraktilität und Auswurfleistung beurteilt werden, als auch über die quantitative Auswertung einer Tricuspidalinsuffizienz auf die rechtsventrikulären Druckverhältnisse geschlossen werden. Durch regelmäßige Röntgenuntersuchungen soll der Blähungszustand der Lunge beobachtet werden. Optimal ist eine Lungeninflation auf dem Niveau des 8. -9. Intercostalraumes. Bei gleichzeitiger Anwendung von HFV und IMV ist darauf zu achten, daß die Röntgenbilder in den Exspirationsphasen der mandatorischen Zyklen aufgenommen werden.

Bei Kombination von HFV und IMV wird vom Babylog 8000 das Tidalvolumen der mandatorischen Beatmungshübe angezeigt. Wird während dieser Inspirationszyklen ein deutlicher Plateaudruck erreicht, so entspricht der am Y-Konnektor gemessene Druck näherungsweise dem intrapulmonalem Druck. Allerdings darf kein signifikantes Tubusleck bestehen. Dann kann die dynamische Lungencompliance leicht errechnet werden:

$$C_{DYN} = \frac{V_{TIMV}}{PEAK_{IMV} - PEEP}$$

Durch die Kenntnis dieser dynamischen Compliance kann indirekt auf den Blähungszustand der Lunge geschlossen werden. Bei Oszillationsbeatmung einer Lunge mit zunächst schlechter Compliance (z.B. RDS) kann es, mit der Öffnung dystelektatischer Bezirke, rasch zu einer erheblichen Verbesserung der Compliance kommen (vgl. 2. + 12.4.). Ein Anstieg der Compliance geht mit zunehmender Blähung einher. Dabei ist jedoch zu berücksichtigen,

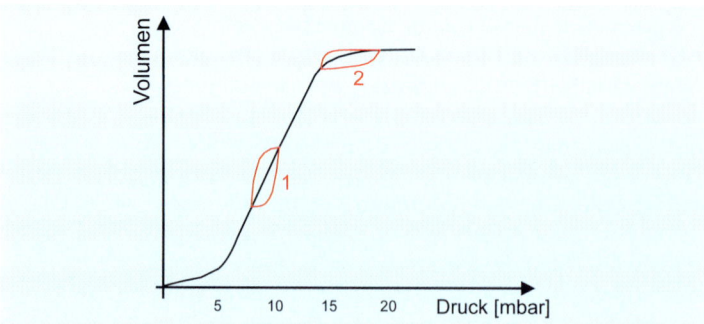

Abb. 7.1: Statische Druck-Volumenkurve der Lunge mit dynamischen Druckvolumenschleifen von Atemzyklen bei niedrigem (1) und hohem (2) PEEP. Die Compliance wird durch die mittlere Steigung der jeweiligen Schleife dargestellt.

daß die dynamische Compliance erheblich vom PEEP abhängig sein kann. Bei hohem PEEP kann sich die Druck-Volumen-Schleife des betreffenden Atemzuges nämlich schon wieder im flachen Teil der statischen Druck-Volumenkurve befinden (Abb.7.1).
Besteht die Möglichkeit zur statischen Lungenfunktionsuntersuchung mit Hilfe der Okklusionsmethode, kann der Blähungszustand der Lunge auch auf dem Niveau des mittleren Atemwegsdruckes beurteilt werden. Außerdem kann vor Beginn einer Oszillationsbeatmung eine obstruktive Lungenerkrankung ausgeschlossen werden. Eine sichere Beurteilung der pulmonalen Blähung mit einer Lungenfunktionsprüfung ist jedoch nur durch Bestimmung des Residualvolumens möglich [2, 23, 95, 96].

Kontrollen während HFV

- Beatmungsparameter
- Blutgase
- Blutdruck, Herzfrequenz
- ZVD wenn möglich
- Mikrozirkulation
- Urinausscheidung
- Echokardiographie
- Rö-Thorax (exspiratorisch)
- evtl. Lungenfunktion

8 Strategien für verschiedene Lungenerkrankungen

Für verschiedene pulmonale Erkrankungen können differente Strategien bei der Oszillationsbeatmung angewandt werden. Dabei bestimmen unterschiedliche Therapieziele das praktische Vorgehen [29, 41, 97].

8.1 HFV bei diffusen homogenen Lungenerkrankungen

Das Atemnotsyndrom, diffuse Pneumonien aber auch bilaterale Lungenhypoplasien gehören in diese Gruppe. Vordringliches Ziel bei diesen Patienten ist die Entfaltung der Lunge, um eine Verbesserung von Oxygenierung und Ventilation bei möglichst geringem Barotrauma zu erreichen. Nach Umschalten auf HFV wird der mittlere Atemwegsdruck 2-5-(8) mbar oberhalb des MAP der vorangegangenen konventionellen Beatmung eingestellt. Eventuell wird der MAP dann weiter bis zur Verbesserung der Oxygenierung in Schritten von 1-2 mbar/10 min erhöht, wobei die Lunge jedoch nicht überbläht werden darf. Auch bei Anzeichen einer Rechtsinsuffizienz (vgl Kap.7) darf der MAP nicht weiter erhöht, sondern muß wieder etwas zurückgenommen werden. Bevor man im weiteren Verlauf den MAP reduziert, wird der FiO_2 auf ca. 0,6 abgesenkt. Die Einstellungen für Amplitude und Oszillationsfrequenz richten sich nach der Notwendigkeit der CO_2-Elimination. (Vgl. Kap 3) [22, 23, 29, 45, 63, 72, 73, 106]

**HFV bei diffusen
homogenen Lungenerkrankungen**

Ziele: Lungenentfaltung
weniger Barotrauma

- MAP beginnen mit 2-5-(8) mbar über konventioneller Beatmung
- danach: erhöhen MAP bis pO_2 um 20-30 mmHg ansteigt,
  oder ZVD ansteigt
  oder Überblähungszeichen auftreten
- FiO_2 bis 0,6 reduzieren dann weiteres Weaning

8.2 HFV bei nicht homogenen Lungenerkrankungen

Fokale Pneumonien, Lungenblutungen, Mekoniumaspiration, einseitige Lungenhypoplasie und evtl. BPD gehören in diese Krankheitsgruppe.
Ziel ist es, eine Oxygenierung und Ventilation bei minimalem Atemmitteldruck zu gewährleisten. Stets besteht die Gefahr einer partiellen Überblähung von Lungenarealen, die eine gute Compliance aufweisen. Bei frischer Mekoniumaspiration sind die Atemwege oft durch Mekoniumreste verstopft. Hier kann es während HFV leicht zum Airtrapping mit nachfolgendem Pneumothorax kommen.
Man beginnt mit einem Mitteldruck, der möglichst unter dem der konventionellen Beatmung liegt. Die Oszillationsfrequenz wird niedrig gewählt. Nötigenfalls wird der Mitteldruck in kleinen Schritten etwas erhöht, bis es zu einem leichten Anstieg des pO_2 kommt. Danach sollte der Mitteldruck konstant gehalten werden. Im Allgemeinen wird es zu einer weiteren Verbesserung kommen. Falls eine Verbesserung jedoch ausbleibt, sollte man wieder zur konventionellen Beatmung zurückgehen.

HFV bei nicht homogenen Lungenerkrankungen
Ziele: Oxygenierung und Ventilation bei minimalem MAP
 verbessern
Gefahr: partielle Überblähung

- MAP beginnen wie bei konventioneller Beatmung oder darunter
- HFV-Frequenz: niedrig z.B. <7 Hz
- danach: MAP erhöhen bis paO_2 leicht ansteigt
 MAP konstant halten
 falls Verbesserung ausbleibt zurück zur konventionellen Beatmung

8.3 HFV bei Airleaks

Vor allem das interstitielle Emphysem aber auch bullöse Emphyseme und Pneumothoraces gehören in diese Gruppe. Ziel der Behandlung ist, die Oxygenierung und Ventilation bei minimalen

Mitteldrucken zu verbessern. Dabei müssen oft niedrigere pO_2- und höhere pCO_2-Werte akzeptiert werden. Um ein Barotrauma zu vermeiden sollte keine IMV überlagert werden. Das Kind wird auf die erkrankte Seite gelegt. Der Mitteldruck wird unter dem der konventionellen Atmung eingestellt. Die HFV-Frequenz wird niedrig gewählt. Die weitere Strategie faßt vor allem eine Druckreduktion ins Auge. Bei Erfolg sollte die Oszillation noch 24-48 Stunden beibehalten werden bis die radiologischen Zeichen des Airleaks gut rückläufig sind [2, 24, 29].

HFV bei Airleaks
Ziele: Oxygenierung und Ventilation bei minimalem MAP
verbessern
niedrigere pO_2 und pCO_2 akzeptieren

- Keine IMV-Überlagerung !
- MAP beginnen wie bei konventioneller Beatmung oder darunter
- HFV-Frequenz: niedrig z.B. 7 Hz
- Druckreduktion vor O_2-Reduktion
- HFV auch 24-48h nach Besserung beibehalten

8.4 HFV bei Atelektasen

Auch unter koventioneller Beatmung bilden sich vor allem im Rahmen von Pneumonien, Mekoniumaspiration und BPD z.T. hartnäckige Atelektasen. Nach unserer Erfahrung können solche Atelektasen durch eine intermittierende Oszillationsbeatmung erfolgreich behandelt werden. Etwa 6x pro Tag wird für 15-30 min vor dem Absaugen eine HFV durchgeführt. Bei etwas angehobenem PEEP kann die IMV-Beatmung beibehalten werden, sollte jedoch eine Frequenz von ca. 20/min nicht überschreiten, um genügend Oszillationszeit zu gewährleisten. Nach dem Absaugen wird die Oszillation wieder beendet. Der Effekt auf die Atelektasenöffnung beruht möglicherweise auf der »inneren Vibration«, der vermehrten Blähung durch angehobenen Mitteldruck, und einer vermehrten mukociliaren Clearance. [62, 71, 93]

8.5 HFV bei pulmonalem Hypertonus des Neugeborenen (PPHN)

Über die effektive Therapie der pulmonalen Hypertension des Neugeborenen mit der HFV ist von zahlreichen Autoren berichtet worden. Die kontinuierliche Applikation eines hohen mittleren Atemwegdruckes führt über die gleichmäßige Lungenöffnung zu einer Verbesserung des Ventilations-Perfusions-Mißverhältnisses und damit zur Abnahme intrapulmonaler Rechts-Links-Shunts. Diese günstigere Oxygenierung zusammen mit verbesserter CO_2-Reduktion wirken der pulmonalen Vasokonstriktion entgegen.

Einheitliche Strategien für die Oszillationsbeatmung sind bislang jedoch nicht empfohlen worden. Neugeborene mit PPHN unterschiedlicher Genese konnten in 50 - 67% sowohl durch alleinige HFV als auch durch eine Kombination von HFV und IMV wirksam behandelt werden. Dabei waren die Behandlungsaussichten um so günstiger je niedriger das Geburtsgewicht und je besser die APGAR Werte der betroffenen Patienten waren.

Die HFV-Strategie sollte den Lungenzustand des Patienten berücksichtigen (Vgl. Strategien 8.1; 8.2; 8.3). Durch gezielte Veränderung des DCO_2 wird eine Normoventilation oder leichte Hyperventilation angestrebt. Die Oxygenierung wird durch Variation des MAP optimiert (PEEP, PIP, IMV-Frequenz). Gerade bei diesen Patienten kann jedoch ein zu hoher MAP eine Reduktion der kardialen Auswurfleistung mit resultierender dramatischer Verschlechterung des Patienten hervorrufen. Die Anwendung höherer IMV-Frequenzen bei niedrigerem PEEP als sonst unter alleiniger HFV/CPAP verbessert u.U. die cardiale Funktion.

Da diese Patienten sehr empfindlich auf Manipulationen reagieren sollten Veränderungen stets besonders vorsichtig durchgeführt werden [8, 43, 49, 64, 92, 109, 110].

HFV bei PPHN

Ziele: Hypoxie und Hyperkapnie verbessern.
Barotrauma minimieren

- HFV-Frequenz: 10 Hz
- HFV-Amplitude: 100%
- MAP: 2-(5) über dem MAP der konventionellen Beatmung
  bei Airleak MAP so klein wie möglich
  Reduktion sehr vorsichtig!
  Beachte kardiale Funktion!
- IMV: Frequenz: 0 - 15 -(30)
  alternativ: von der Frequenz unter konventioneller Beatmung langsam reduzieren
  PIP: reduzieren um 5-10 cm H_2O
- O_2-Reduktion vor MAP- Reduktion
- HFV auch 24-48h nach Besserung beibehalten

Stets »minimal handling«, evtl. Sedierung/Relaxierung

9 Komplikationen, Kontraindikationen und Grenzen

9.1 Komplikationen und Nebenwirkungen

Irritation: In erster Linie werden die Kinder durch die HFV zunächst irritiert und benötigen oft eine tiefere Sedierung.

Sekret: Zu Sekretstaus kommt es bei ausreichender Atemgasanfeuchtung im allgemeinen nicht, eher zu einer besseren Lösung. Jedoch können bereits relativ geringe Sekretmengen oder gar Schaumbildung nach Surfactantapplikation die Wirksamkeit der HFV erheblich beeinträchtigen. Ersichtlich ist dies an einem Abfall des Oszillationsvolumens (V_{THFO}) bzw des DCO_2 [8, 48, 62, 71, 93].

Hämodynamik: Oft wird eine leichte Reduktion der Herzfrequenz beobachtet. Dieses Phänomen wird ebenso wie die häufig gesehene »reflektorische« Apnoe einem erhöhten Vagotonus während der HFV zugeschrieben. Bei hohem MAP kann der venöse Rückstrom zum Herzen und die kardiale Auswurfleistung beeinträchtigt werden und auch zu einem Anstieg des pulmonalen Widerstandes führen. Eine Hypovolämie sollte beseitigt werden. Periphere Ödeme können beobachtet werden. Die Optimierung des intravasalen Volumens sowie die Gabe von Katecholaminen vor Beginn der HFV hilft diese Probleme zu minimieren [29, 32, 102]

Intracranielle Blutungen: Lange Zeit wurde diskutiert, ob die HFV die Entstehung von Hirnblutungen begünstigt. Wahrscheinlich stand dies im Zusammenhang mit dem ohnehin sehr kritischen Zustand der behandelten Patienten. In den neueren Studien die eine frühzeitigere Oszillation vorsehen werden derartige Komplikationen im Vergleich zur konventionellen Beatmung nicht mehr als erhöht beschrieben. Ein Anstieg des intracraniellen Druckes konnte nicht beobachtet werden [22, 23, 16, 45, 46, 59, 78, 81, 89, 105, 108, 111].

Überblähung: Häufigste Komplikation und Ursache für das Scheitern der Oszillationsbeatmung ist die pulmonale Überblähung bei obstruktiven Lungenerkrankungen (z.B. MAS). Hier kommt es, insbesondere bei höheren Frequenzen und ungeigneter I:E-Ratio der HFV-Zyklen, zu einem massiven Airtrapping. Demzufolge wurde auch in einigen Studien über Airleaks als Komplikation der HFV berichtet [96, 108, 109]. Andererseits ist die HFV in den neueren Studien gerade als eine Beatmungsform beschrieben, die zu einer Reduktion des Barotraumas und zu einer niedrigeren Inzidenz von Airleaks führt [22, 41, 59, 82].

BPD: Hinsichtlich der Entstehung von BPD und chronischer Lungenerkrankung zeigen die publizierten Studien widersprüchliche Ergebnisse. In einzelnen Studien konnte jedoch ein präventiver Effekt in Bezug auf die Entstehung von chronischen pulmonalen Schäden gezeigt werden [23, 42, 54, 55].

Nekrotisierende Tracheo-Bronchitis: Lokale Reizungen bis hin zu Nekrosen des Tracheo-Bronchialsystems sind eher als Komplikation der HFJV, aber auch der HFOV und konventionellen Beatmung beschrieben. Als pathophysiologische Ursachen werden ungenügende Atemgasanfeuchtung und zu hoher MAP genannt. Für diese Komplikation konnte jedoch in den zuletzt publizierten Studien kein signifikanter Unterschied zwischen HFV und konventioneller Beatmung gefunden werden [2, 29, 89, 109, 115].

Sonstiges: Vereinzelt (3 Fälle) wurde über Luftembolien während HFO berichtet [76, 52, 80]. Auch bei konventioneller Beatmung mit hohen Spitzendrücken kann diese Komplikation auftreten [6].

9.2 Kontraindikationen

Die einzige, bisher bekannte Kontraindikation für die Oszillationsbeatmung ist die pulmonale Obstruktion. Diese kann z.B. bei frischer Mekomiumaspiration aber auch bei bronchopulmonaler Dysplasie oder RSV-Bronchiolitis vorliegen. In Zweifelsfällen hat sich bei uns bewährt, vor Beginn der Oszillationsbeatmung, eine Lungenfunktionsprüfung durchzuführen. [94, 98] (Vgl. Anhang 12.2)
Es gibt keine Publikationen, die intracranielle Blutungen oder Gerinnungsstörungen als Kontraindikation für die HFV darstellen.

9.3 Grenzen der HFV

Ob eine HFV möglich ist, hängt im wesentlichen von der Leistungsfähigkeit des HF-Beatmungsgerätes ab. Diese Leistungsfähigkeit wird bestimmt durch die Höhe der Oszillationsvolumina bei ausreichend hohen Frequenzen. Sie wird entscheidend durch die Compliance und den Totraum des verwendeten Schlauchsystems beeinflußt. Wird ein Schlauchsystem mit niedriger Compliance benutzt, kann sich das Oszillationsvolumen erheblich erhöhen (Vgl. Kap. 12.1.2.). Bei Flowinterruptern wird die Leistungsfähigkeit außerdem von der Lungenmechanik und damit u.U. vom Krankheitszustand des Patienten mit bestimmt.

Mit Hilfe des Babylog 8000 sind Hochfrequenzbeatmungen bei Kindern bis zu einem Körpergewicht von 4 kg möglich. In Abhängigkeit des Gewichtes und der Lungenmechanik muß jedoch u.U. mit Therapieversagern aufgrund unzureichenden Oszillationsvolumens im hohen Frequenzbereich gerechnet werden (vgl 12.4.)

10 Versagen der HFV

Bei geeignetem Körpergewicht des Patienten und bei Beachtung der Indikationen und Kontraindikationen wird die HFV bei einem Großteil der Patienten zumindestens eine vorrübergehende Verbesserung des kritischen respiratorischen Zustandes erbringen. Mit Hilfe entsprechender Ventilatoren lassen sich sogar Erwachsene effizient mit der HFV beatmen [66]. Die eigene Erfahrung lehrt, daß der noch unerfahrene Anwender sich nur schwer von den Vorstellungen und Regeln der konventionellen Beatmung lösen kann. Der häufigste Fehler ist eine unzureichende Volumenrekrutierung durch ungenügende Anhebung des MAP. Andererseits kann ein zu hoher MAP natürlich auch zum Versagen der HFV, zur Lungenüberblähung, Barotrauma und schwerer Beeinträchtigung des Patienten führen.

Weiterhin wird aus Angst vor Barotrauma und zu starker Irritation die Amplitude nicht voll ausgereizt. Erst mit der Zeit wird realisiert, daß die hohen Druckamplituden wirklich durch den Tubus gedämpft werden. Aus mangelndem Vertrauen wagt der Benutzer anfangs auch nicht die IMV-Frequenz drastisch auf Werte um 0-5/min zu reduzieren. Dadurch wird weder das Risiko für Barotrauma vermindert, noch durch kontinuierliche Applikation eines hohen Mitteldruckes dystelektatische Bezirke der Lunge ausreichend geöffnet. Bei Durchsicht der Literatur gewinnt man den Eindruck, daß die publizierenden Autoren z.T. auch nicht über ausreichende Erfahrung verfügten, und so iatrogene Komplikationen oder Mißerfolge fälschlich der Methode zugeschrieben wurden [14, 29, 74].

11 Zusammenfassung

Die Hochfrequenz-(Oszillations)-Beatmung ist eine neue Behandlungsform, deren physiologische Wirkung noch nicht vollständig geklärt ist. Trotzdem hat sie das Experimentierstadium an manchen Zentren verlassen und erfreut sich bei Versagen der konventionellen Beatmung zunehmender Anwendung in der Neonatolgie [58].
Schwere pulmonale Erkrankungen wie das RDS, ARDS, Pneumonien, MAS, Airleaks und Lungenhypoplasien sowie die PPHN lassen sich mit der HFV oft erfolgreicher und u.U. schonender behandeln als mit konventionellen Beatmungsstrategien.
Dabei ist die Verbesserung der Oxygenierung und Ventilation bei gleichzeitiger Reduktion des Risikos für Barotrauma der Hauptvorteil gegenüber der konventionellen Beatmung.
Die Steuerung der Oxygenierung und CO_2-Eliminierung wird durch Justierung von MAP, Oszillationsvolumen und Frequenz vorgenommen.
Durch Anwendung verschiedener Strategien kann adäquat auf die unterschiedliche Pathophysiologie der zu Grunde liegenden Erkrankung reagiert werden.
Weitere kontrollierte Studien sind erforderlich, um Vor- und Nachteile dieser Beatmungsform im Vergleich zur konventionellen Beatmung herauszuarbeiten, bevor der Indikationsbereich erweitert werden kann.

Die käuflichen Hochfrequenzbeatmungsgeräte unterscheiden sich erheblich in Technologie und Leistungsfähigkeit. Alle Geräte können jedoch nur ein begrenztes Oszillationsvolumen erzeugen. Das schlägt sich in den beschriebenen Strategien der HFV nieder, die einen Kompromiß zwischen den Möglichkeiten der Geräte und den Erfordernissen des Patienten darstellen [66].

In der Hand des Erfahrenen ist die HFV bei Beachtung der Indikationen, Nebenwirkungen und Kontraindikationen ein sicheres Beatmungsverfahren [86, 78, 59, 25].

12 Anhang

12.1 Beschreibung der Hochfrequenzfunktion des Babylog 8000
– Software 4.n –

Die Hochfrequenz-Pulse werden wie die Atemzyklen bei konventioneller Beatmung über die Membran des Exspirationsventils gesteuert. Diese Servo-Membran läßt immer gerade soviel Continuous Flow über das Patientenventil entweichen, daß im Schlauchsystem der gewünschte Druck herrscht. Bei einem mandatorischen Beatmungshub entspricht dieser Druck der eingestellten Druckbegrenzung, in der Exspirationsphase oder in der Betriebsart CPAP dem PEEP/CPAP-Einstellwert.

Die hochfrequenten Beatmungszyklen bestehen aus einer Inspirationsphase, in der der Druck über dem PEEP/CPAP- Niveau liegt, und einer Exspirationsphase mit einem Druck unter dem PEEP/CPAP-Niveau.

Die Oszillationen werden entsprechend dem Rhythmus der Hochfrequenz-Zyklen durch rasches Schließen und Öffnen dieses Exspirationsventiles erzeugt. Während der HF-Inspiration ist das Ventil geschlossen. Während der Exspiration ist es geöffnet, und das in der Lunge befindliche Atemgas kann entweichen. Mit Hilfe eines Jet-Venturi-Systems wird ein exspiratorischer Sog aufgebaut der eine aktive Ausatmung gewährleistet. Dadurch liegt der Exspirationsdruck unter dem MAP. Die Exspirationsphase ist immer länger als die Inspirationsphase und erlaubt damit u.U. eine niedrigere exspiratorische Druckspitze als die Inspiration. Die Dauer der Exspirationsphase wird in Abhängigkeit der Oszillationsfrequenz und des PEEP automatisch reguliert. Dabei resultieren I:E-Verhältnisse zwischen 0,20 - 0,83. Bei PEEP-Werten über 15 mbar und Oszillationsfrequenzen über 12 Hz kann das I:E-Verhältnis jedoch bis 1,0 ansteigen.

Um ein ausreichendes Oszillationsvolumen während der kurzen In- und Exspirationsphasen zu erreichen ist ein wesentlich höherer Continuous Flow erforderlich als unter konventioneller Beatmung. Deshalb stellt das Babylog 8000 beim Applizieren der Hochfrequenz-Pulse den Flow automatisch ein (1 bis 30 l/min), entsprechend dem Bedarf bei der jeweiligen Einstellung von Frequenz und Amplitude. Die Höhe der automatischen Flowanpassung ist in einem Kennlinienfeld festgelegt. Infolgedessen wirkt die VIVE-

Funktion hier nicht, mit der man sonst den Continous Flow in der Exspirationsphase mandatorischer Zyklen verändern kann. Außerdem darf der PEEP/CPAP einen Minimalwert nicht unterschreiten. Die Drücke der exspiratorischen Zyklen müssen ja unterhalb des PEEP/CPAP liegen, um den Mitteldruck zu halten. Je nach eingestellter HF-Amplitude wären möglicherweise negative Drücke erforderlich. Diese können jedoch auf Grund automatischer Steuerung sowie eines Sicherheitsventils -3 mbar nicht unterschreiten.
Um das Kollabieren von Lungenarealen zu verhindern, ist die Einstellung des PEEP/CPAP auf Werte größer oder gleich +3 mbar begrenzt.

Die am Y-Konnektor auftretenden Druckamplituden der HF-Pulse, und damit das Oszillationsvolumen, hängen vom Continous Flow, vom Steuerdruck am Exspirationsventil, von der Frequenz aber auch von der Compliance des Schlauchsystems und der Lungenmechanik des Patienten ab. Je größer die Schlauchcompliance, desto kleiner die Druckschwingungen und die Oszillationsvolumina. Da in der Praxis unterschiedliche Schlauchsysteme eingesetzt werden, kann man im Einzelfall nicht vorhersagen, wie groß die Amplituden und Volumina sein werden (s. 12.1.2). Die Druckamplitude wird auf einer relativen Skala von 0 - 100% verändert, und so gewählt bis sich das gewünschte Oszillationsvolumen einstellt. (Vgl. Kap. 3).
Die Prozentangabe bezieht sich auf die Differenz (60mbar - MAP). Entsprechend des eingestellten Prozentwertes wird die theoretisch erreichbare inspiratorische Amplitude durch einen Steuerdruck Psteuer am Exspirationsventil festgelegt:

$$P_{Steuer} = MAP + \frac{(60 \text{ mbar} - MAP)}{100\%} * x\%$$

Das bedeutet: Bei einer Amplitude von 0% entspricht der Steuerdruck für die inspiratorischen Oszillationszyklen genau dem MAP, es finden also keine Oszillationen statt. Eine Amplitude von 100% entspricht einem Steuerdruck von MAP + (60mbar - MAP).
Dieser Steuerdruck begrenzt die Druckamplitude der Oszillation in ähnlicher Weise wie der eingestellte Inspirationsdruck den Beatmungsdruck während konventioneller Beatmung limitiert. Bei zu

niedrig gewähltem kontinuierlichen Flow oder zu kurzer Inspirationszeit während konventioneller Beatmung kann der gewünschte Inspirationsdruck u.U. nicht erreicht werden. Genauso entspricht die am Y-Konnektor gemessene Amplitude nicht notwendig dem am Exspirationsventil wirksamen Steuerdruck. D.h.: eine Reduktion der Amplitudeneinstellung führt erst dann zu einer tatsächlichen Amplitudenreduktion am Y-Konnektor, wenn der Sollwert des Steuerdruckes unter den Ist-Wert der Amplitude am Konnektor fallen kann. Siehe dazu Kap.12.1.2.

Bei niedrigem mittleren Atemwegsdruck wird die Amplitude zusätzlich durch interne Programmierung begrenzt, damit die exspiratorischen Zyklen einen Druck von -3 mbar nicht unterschreiten.

Während der Inspiration baut der Flow einen Druck im Patientensystem Paw (Lunge, Atemwege, Tubus) auf. Vernachlässigt man zunächst die Tubusresistance so ergibt sich der Druck in den Atemwegen:

$$P_{aw} = \frac{\text{Cont. Flow.} * Ti}{\text{Pat. Compliance}}$$

Das bedeutet, daß längere Inspirationsphasen Ti (niedrigere HF-Frequenz), höhere Flowraten (ml/s) und niedrigere Compliance (ml/ cmH_2O) des respiratorischen Patientensystems zu höheren Druckamplituden führt. Natürlich wird die Amplitude durch den Tubuswiderstand in Abhängigkeit von dessen Länge und Durchmesser gedämpft. Dies ändert jedoch nichts an der grundlegenden Beziehung, die durch obige Gleichung gegeben ist.

Zusammenfassend ist festzustellen, daß zu jeder klinischen Situation die Einstellung einer 100%igen Amplitude zu den maximalen Druckschwankungen führt, die unter den gegebenen Umständen erreicht werden können. Dabei kann sowohl die Druck-Zeitkurve als auch die tatsächlichen am Tubuskonnektor auftretenden Spitzendrücke vom Monitor abgelesen werden. Veränderungen der Einstellungen können also im Sinne eines »feed-back« vorgenommen werden.

Kombination von Hochfrequenz mit den konventionellen Betriebsarten.

Die Oszillationen können immer dann überlagert werden, wenn der Patient sonst aus dem Continous-Flow spontan atmen könnte. Daraus ergeben sich die folgenden Kombinationsmöglichkeiten.

Bei CPAP
Die HFV wird kontinuierlich dem CPAP-Druckniveau überlagert. Gleichzeitig entspricht der eingestellte CPAP dem Mitteldruck.

Bei IPPV/IMV
Die HFV wird in der Exspirationsphase, zwischen zwei konventionellen Atemzügen angewendet. 100 ms vor einem Beatmungshub setzen die Oszillationen aus, 250 ms nach Ende eines Beatmungszuges setzen sie wieder ein. Die Pause nach dem Beatmungshub soll dem Patienten eine hinreichend lange Zeit zum Ausatmen garantieren, um Airtrapping zu vermeiden. Die Oszillationen beginnen mit einer Exspirationsphase (s. Abb. 12.1). Der gemessene Mitteldruck resultiert sowohl aus den konventionellen Atemzügen als auch aus dem eingestellten PEEP (vgl.Kap. 6.1)

Bei SIMV
Wie bei der Kombination mit IPPV/IMV, jedoch setzen die Hochfrequenzzyklen schon 300 ms vor dem Zeitfenster aus, in dem das Gerät nach spontaner Inspiration sucht. Das ist notwendig, um ohne Störung durch die Oszillationen spontane Inspirationen erkennen zu können. Natürlich führt die Anwendung von SIMV zu einer Reduktion der tatsächlichen Oszillationszeit. Bei mangelndem Atemantrieb fällt die Oszillation bis zum nächsten mandatorischen Atemzug aus, sodaß lange Apnoen resultieren.
Eine gleichzeitige Anwendung von HFV und SIPPV ist nicht möglich.

Monitoring bei Hochfrequenz
Wie bei konventioneller Beatmung werden die Echtzeitkurven für Druck und Flow gemessen und wahlweise dargestellt. Einige Messwerte sind aber speziell für die Überwachung der HFV gedacht:

Anhang: Babylog 8000

- $DCO_2 = V_{THF}{}^2 * f$: Gastransport-Koeffizient (vgl: 3.4)
- V_{THF}: Tidalvolumen, gemittelt über mehrere Oszillationszyklen, inspiratorisch gemessen.
- MV_{IM}: inspiratorisches Atemminutenvolumen der IMV-Beatmungszyklen
- V_{TIM}: inspiratorisches Atemzugvolumen der IMV-Beatmungshübe

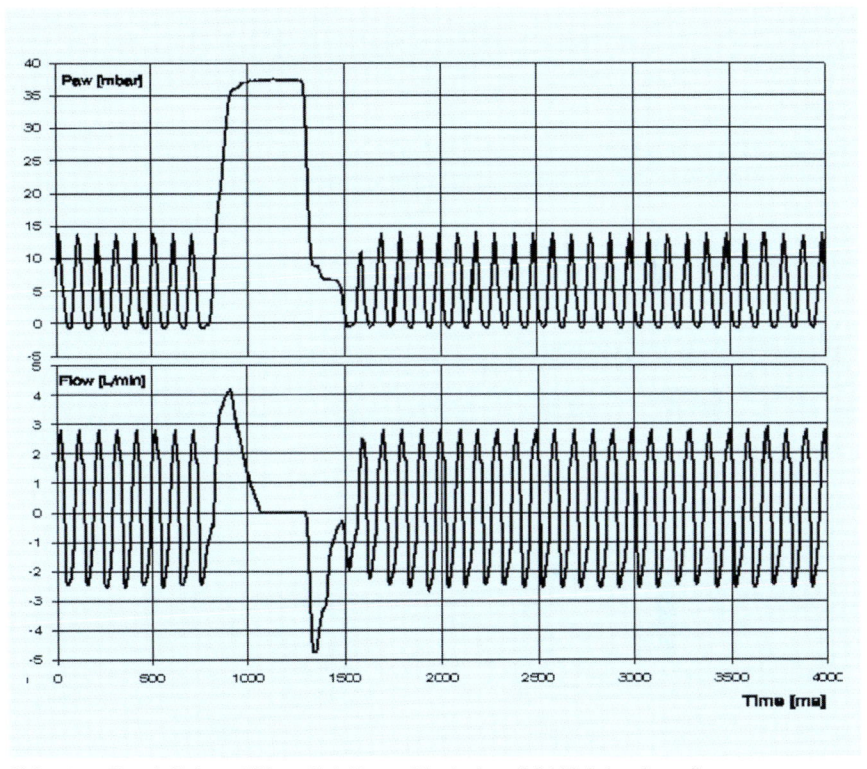

Abb.12.1: Druck-Zeit und Flow-Zeit Kurve:Nach dem IMV-Hub beginnt die Oszillation mit einer Exspirationsphase.

12.1.1 Einstellung des Babylog 8000

Im Menü »Mode« erreicht man das Untermenü »HFV« durch drücken des entsprechenden Schaltfeldes:

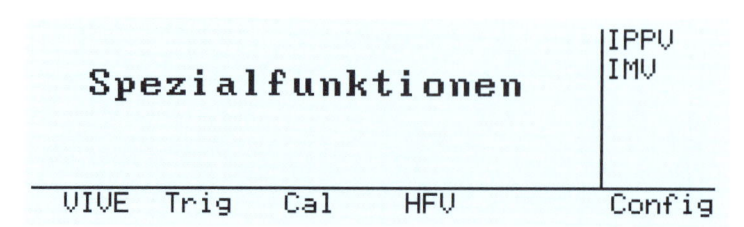

```
                                    |IPPV
    Spezialfunktionen               |IMV
                                    |
                                    |
 VIVE   Trig   Cal    HFV            Config
```

Im Menü HFV können mit Hilfe des Feldes »Parameter« die Oszillationsfrequenz und die Amplitude eingestellt werden.

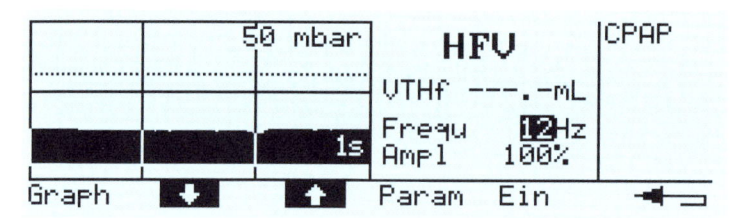

```
          50 mbar   HFV       |CPAP
                    VTHf ---.-mL
                    Frequ  12Hz
               1s   Ampl  100%
 Graph   ↓    ↑     Param   Ein
```

Die Schaltfläche »Graph« wechselt zwischen Druckzeit (a) und Volumenzeitkurve (b):

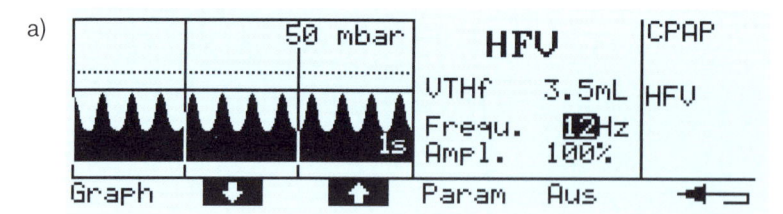

a)
```
          50 mbar   HFV       |CPAP
                    VTHf  3.5mL  |HFV
   ▲▲▲▲▲▲▲▲▲▲       Frequ. 12Hz
               1s   Ampl.  100%
 Graph   ↓    ↑     Param   Aus
```

46

Anhang: Babylog 8000

b)

```
         20 L/min    HFV         CPAP
                     VTHf  3.5mL HFV
                  1s Frequ. 12Hz
                     Ampl.   80%
Graph    ↓    ↑      Param  Aus   ⬅
```

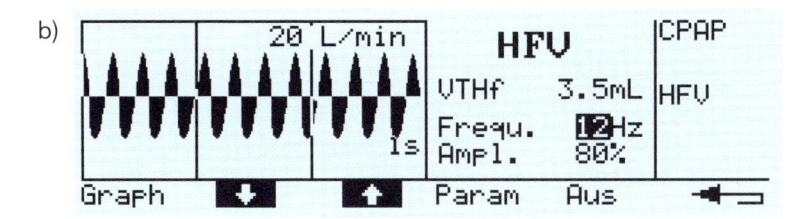

Anzeige und Überwachung der HFV - Parameter

Bei Kombination von HFV und IMV werden sowohl das IMV-Minutenvolumen (MVim) als auch das IMV-Tidalvolumen (Vtim) angezeigt.
Bei alleiniger Oszillation ohne IMV kommen diese Parameter natürlich nicht zur Darstellung.

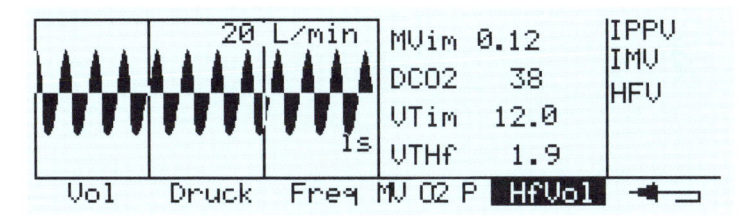

```
         20 L/min  MVim  0.12   IPPV
                   DCO2    38   IMV
                   VTim  12.0   HFV
                1s VTHf   1.9
 Vol   Druck  Freq MV O2 P  HfVol  ⬅
```

Zur Darstellung der Einstellungen und Meßwerte wechsle man in das Untermenü »Liste«.
Anzeige »Einst 1«der konventionellen Beatmungsparameter:

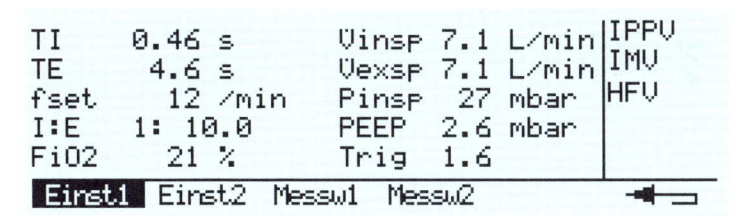

```
TI    0.46 s      Vinsp 7.1 L/min  IPPV
TE    4.6  s      Vexsp 7.1 L/min  IMV
fset   12 /min    Pinsp  27 mbar   HFV
I:E  1: 10.0      PEEP  2.6 mbar
FiO2   21 %       Trig  1.6
 Einst1  Einst2  Messw1  Messw2       ⬅
```

47

Anhang: Babylog 8000

Anzeige »Einst 2« der HFV-Einstellungen:

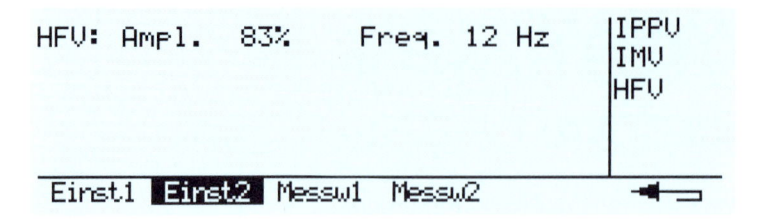

```
HFV: Ampl.   83%      Freq. 12 Hz      IPPV
                                       IMV
                                       HFV



 Einst1  Einst2  Messw1  Messw2           ◂━▭
```

Anzeige der »Messwerte 1« der konventionellen Beatmung, bzw. auch des MAP (Mean) und Peak unter HFV:

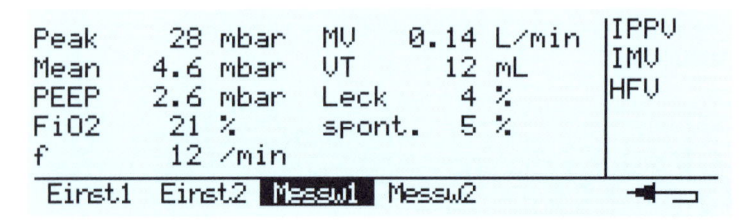

```
Peak    28 mbar    MV    0.14 L/min    IPPV
Mean   4.6 mbar    VT       12 mL      IMV
PEEP   2.6 mbar    Leck      4 %       HFV
FiO2    21 %       spont.    5 %
f       12 /min
 Einst1  Einst2  Messw1  Messw2           ◂━▭
```

Anzeige der »Messwerte 2«, der Oszillationsparameter:

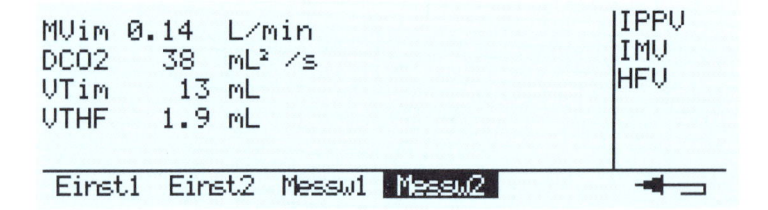

```
MVim  0.14   L/min                     IPPV
DCO2    38   mL² /s                    IMV
VTim    13   mL                        HFV
VTHF   1.9   mL


 Einst1  Einst2  Messw1  Messw2           ◂━▭
```

48

Anhang: Babylog 8000

12.1.2 Oszillationsvolumen, Frequenz und MAP beim Babylog 8000

In der nachfolgenden Tabelle und Grafik ist die Abhängigkeit des Oszillationsvolumens von der Oszillationsfrequenz und dem mittleren Atemwegsdruck dargestellt. Die Messungen wurden bei Verwendung eines Aquamod HF Schauchsystems durchgeführt (Schlauch-compliance C = 0,25 ml/cmH$_2$O). Als Testlunge diente eine DRÄGER-Testlunge (Compliance C = 0,657 ml/ cmH$_2$O, Resistance: R = 0,068 cmH$_2$O /ml/s).

Frequenz	MAP 5mbar	MAP 10mbar	MAP 15mbar	MAP 20mbar	MAP 25mbar
Hz	Vt-hf	Vt-hf	Vt-hf	Vt-hf	Vt-hf
5	9,7	12	14	12	10
6	9,7	11	14	12	11
7	9	10	13	12	11
8	8,5	8,2	13	11	11
9	8,2	8	10	11	11
10	6	6,6	8,3	8,7	8,3
11	5,3	5,9	6,6	7,7	8,3
12	4,9	4,6	6,1	6	7
13	4,4	4,3	6,2	4,9	5,6
14	4,4	4,3	5,1	4,9	5,7
15	2,8	3,9	4,9	4,8	4,8
16	2,9	3,9	4,9	4,8	4,7
17	2,8	2,7	3,6	3,6	3,5
18	2,8	2,7	3,6	3,5	3,5
19	2,8	2,7	3,7	3,5	3,5+
20	2,8	2,7	2,4	2,8	3,1

Oszillationsvolumen, Frequenz und MAP

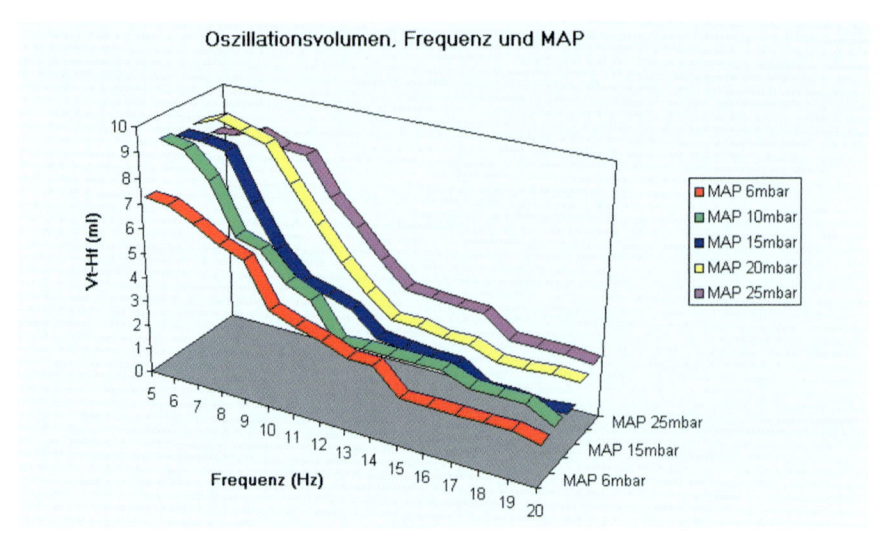

Abb. 12.2 Grafische Darstellung der obigen Tabelle

Wird eine (Test-)Lunge mit größerer Dehnbarkeit beatmet, so können sich u.U. höhere Oszillationsvolumina ergeben.

Bei Verwendung von Schläuchen mit höherer Compliance (z.B. C = 0,77 ml/cmH$_2$O) reduzieren sich die Oszillationsvolumina um bis zu 50%! (Vgl. Abb 12.2 und 12.3).
Für das Babylog 8000 sind 5 verschiedene Schlauchsystem erhältlich:

	Compliance ml/ cmH$_2$O
Schlauchset P Aquamod	0,50
Schlauchset P Aquamod leicht	0,45
Schlauchset HF Aquamod	0,25
Schlauchsystem Fischer-Paykel[1]	0,6 - 0,8
Schlauchsystem HF Fischer-Paykel[1]	0,5

[1] mit MR 340-Kammer, max. Füllung

Anhang: Babylog 8000

12.1.3 Amplitudeneinstellung und Oszillationsvolumen

Zwischen Einstellung der relativen Oszillationsamplitude und dem Oszillationsvolumen besteht kein linearer Zusammenhang. Eine tatsächliche Reduktion des Oszillationsvolumen tritt erst bei Amplitudeneinstellungen unter 65% auf, wie die folgende Abbildung zeigt. Die Meßwerte wurden für einen MAP von 25 mbar erhoben. (Schlauchsystem + Befeuchter Fischer-Paykel: Schlauchcompliance 0,77 ml/cmH$_2$O, Testlunge: C = 0,657 ml/cmH$_2$O)

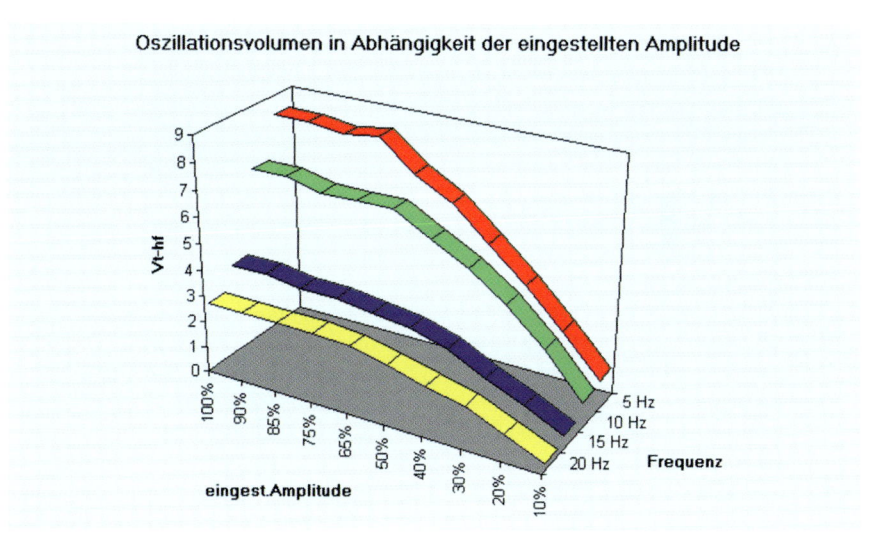

Abb: 12.3

12.2 Fallbeschreibung

Fall 1

Weibliches Frühgeborenes, 26.SSW, Geburtsgewicht 895g. Z.n. Sectio bei vorzeitigem Blasensprung und pathologischem CTG. APGAR 5/7/9, Ns-pH 7,19. Radiologisch RDS Stadium 3-4. Dreimalige Gabe eines natürlichen Surfactant, insgesamt 150 mg/kg. Trotz relativ niedriger Spitzendrücke entwickelt sich am 3. Lebenstag ein interstitielles Emphysem. Das Kind benötigt gegen 7.45 Uhr zunehmend mehr Sauerstoff und zeigt eine deutliche Hyperkapnie. Deshalb Entschluß zur HFV.

7.50: Nach Umschalten auf Oszillationsbeatmung wird zunächst eine Kombination von HFV und IMV gewählt. Der MAP wird 2 mbar über dem der IMV-Beatmung gewählt. Innerhalb weniger Minuten kommt es zum Absinken des Sauerstoffbedarfes. Die Hyperkapnie bleibt jedoch bestehen. Das Oszillationsvolumen V_{THF} ist noch zu niedrig (< 2,0 ml/kg). Zum Absenken des pCO_2 gilt es nun gezielt den Parameter DCO_2 zu erhöhen. Dieses geschieht um

8.00: durch Absenken der Oszillationsfrequenz HFV-Frequenz von 10 auf 7 Hz. Das erhöhte Oszillationsvolumen bewirkt nun eine kontinuierlich bessere CO_2-Eliminierung. Wegen des bestehenden intersitiellen Emphysems wird nun auf die IMV-Überlagerung verzichtet, um das Barotrauma weitestgehend zu reduzieren. Bei einem FiO_2 von 0,5 wird der MAP etwas abgesenkt.

8.40: Um dem raschen pCO_2-Abfall entgegenzuwirken wurde die Frequenz wieder auf 8 Hz gesteigert. Das war von einem sofortigen Abfall des V_{THF} und DCO_2 begleitet mit erneutem Anstieg des pCO_2. Deshalb wurde die Frequenz wieder auf 7 Hz verringert. Eine Röntgenaufnahme zeigt eine Blähung der Lunge bis zum 8. ICR. Der MAP wird nicht verändert.

9.00: Bei wieder rasch abfallenden CO_2-Werten wird diesmal die Amplitude auf 80% und um

11.00 auf 60% reduziert. Bei bereits verbesserter Lungencompliance ist die Reduktion des Oszillationsvolumens hier jedoch nicht dargestellt.

11.15: Plötzlich kommt es zu einem Abfall des DCO_2 und zu einem pCO_2-Anstieg. Ursache ist Sekret, welches das Lumen des ET-Tubus einengt.

11.25 Nach Absaugen normalisieren sich die Werte wieder rasch.

Anhang: Fallbeschreibungen

Mode	IMV	IMV+HFO	HFO	HFO	HFO	HFO	HFO	HFO	HFO
Uhrzeit	7,45	7,50	8,00	8,30	8,40	9,00	11,00	11,15	11,25
IMV-Freq.	75	3	0	0	0	0	0	0	0
IMV-Peak	24	20	0	0	0	0	0	0	0
PEEP	4	12	14	12	12	12	12	12	12
MAP	10	12	14	12	12	12	12	12	12
FiO_2	0,70	0,55	0,50	0,50	0,50	0,50	0,40	0,50	0,50
HFO-Freq.		10	7	7	8	7	7	7	7
HFO-Ampl.%		100	100	100	100	80	60	60	70
V_{THF}		1,20	2,40	2,40	1,50	2,10	2,60	1,50	2,50
DCO_2		12	32	33	18	33	39	17	38
tc pO_2	60	70	63	65	65	71	49	61	58
tc pCO_2	80	78	55	52	65	44	36	60	39
pH	7,21			7,30		7,33			
Puls	150	145	140	142	143	148			165
RR	55/32		52/28	55/30		58/35			46/29

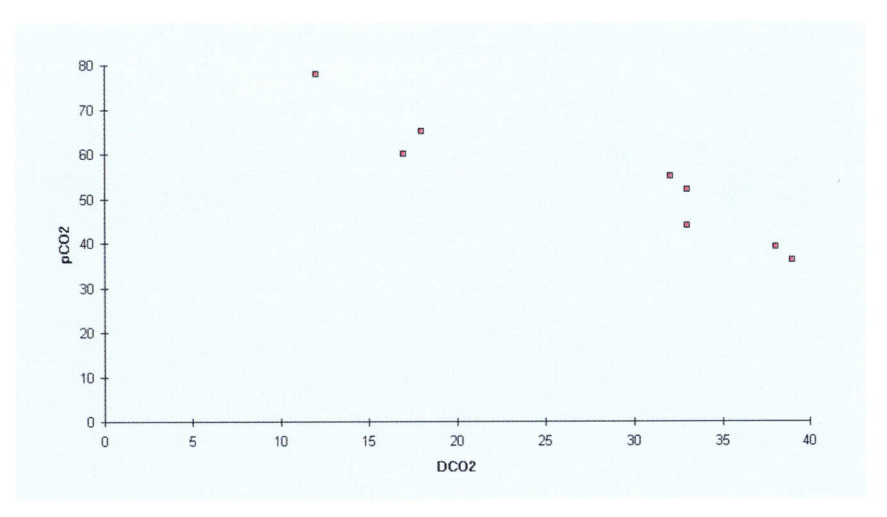

Abb.:12.4

In Abb. 12.4 ist die Beziehung von DCO_2 und pCO_2 aus diesem Beispiel dargestellt. Bei Betrachtung nur eines kurzen Zeitraumes zeigt sich ein enger Zusammenhang von DCO_2 und pCO_2.

Die Entwöhnung von der HFV bei o.g. Patienten geschieht nach insgesamt 4 Tagen Hochfrequenzbeatmung. Der klinische Zustand hat sich stabilisiert, das radiologisch festgestellte PIE hat sich gebessert. Die letzten Stunden des Weaning sind in folgender Tabelle dargestellt.

9.30: Alleinige Oszillation, bei nun niedrigem O_2-Bedarf und einer Amplitude von 60%. Wegen des gesunkenen Sauerstoffbedarfes und gebessertem Interstitiellen Enphysem, Entschluß zum Entwöhnen von der HFV.

11,00 Es wurde wieder eine Kombination von HFV und IMV eingestellt bei gleichzeitiger Reduktion der Amplitude auf 40%. Diese Amplitudenreduktion erfolgte zu rasch. Darum kommt es zum DCO_2-Abfall und pCO_2 Anstieg. Bei insgesamt auch etwas reduziertem MAP wird ebenfalls ein leichter O_2-Abfall beobachtet.

11.30: Anhebung des IMV-Spitzendruckes auf 20 mbar. Erhöhung der Amplitude und damit Anstieg von V_{THF} und DCO_2 mit einer resultierenden Besserung der Hyperkapnie.

15.00: Bei nun wieder völlig normalisierten CO_2-Werten umschalten
16.00: auf alleinige IMV-Beatmung mit einer Frequenz von 25/min.

Das Kind konnte 2 Tage später endgültig extubiert werden.

Mode Uhrzeit	HFO 9,30	IMV+HFO 11,00	IMV+HFO 11,30	IMV+HFO 15,00	IMV 18,00
IMV-Freq.	0	8	8	12	25
IMV-Peak	0	18	20	20	20
PEEP	10	9	9	8	4
MAP	10	9,3	9,5	8,6	9,2
FiO_2	0,30	0,35	0,40	0,38	0,30
HFO-Freq.	7	7	7	7	0
HFO-Ampl.%	60	40	50	50	0
V_{THF}	2	1,70	2,10	2,20	0,00
DCO_2	27	15	25	27	0
tc pO_2	52	44	50	60	65
tc pCO_2	43	64	51	40	30
pH	7,36				7,46
Puls	146	168	169	165	160
RR	38/19				

Fall 2
Ehemaliges Frühgeborenes 25. SSW, Geburtsgewicht 720 g. zweimalige Surfactantgabe. Zustand nach Langzeitbeatmung (6 Wochen): BPD. Entlassung nach 17 Wochen stationärer Behandlung. Jetzt 5 Monate alt, 3300g, erneute maschinelle Beatmung wegen respiratorischer Insuffizienz bei RSV-Bronchiolitis. Ribaverinbehandlung.
Im Röntgenbild der Lunge liegt ein Nebeneinander von Dystelektasen und bullösen Überblähungsbezirken vor. Bei zunehmender Verschlechterung Entschluß zur Oszillationsbeatmung, obwohl in einer Lungenfunktionsuntersuchung (Okklusionsmethode) sich eine erhebliche, überwiegend periphere Obstruktion gezeigt hatte (s. Abb. 12.5).

Anhang: Fallbeschreibungen

0.00: Entschluß zur HFV bei Spitzendrücken von 30 mbar und FiO_2 von 0,90.
0.15: Bei Kombination von HFV und IMV wurde zunächst ein MAP von 5 mbar über dem der IMV-Beatmung gewählt. Rasch kommt es zum Anstieg des O_2-Bedarfs. Das unzureichende Oszillationsvolumen V_{THF} von ca 1,2ml/kg führt trotz 100%iger Amplitude zu einer schnell zunehmenden Hyperkapnie. Leichter Abfall der Herzfrequenz und des Blutdruckes. Gabe von Dopamin und Dobutrex als Dauerinfusion..
0.30: Trotz der reduzierten Blutdruckwerte wird der MAP erhöht. Diese Erhöhung des MAP auf 19 mbar durch Anhebung des PEEP bewirkt eine Besserung der Oxygenierung. Das Absenken der Oszillationsfrequenz auf 8 Hz ermöglicht bei dem angehobenen MAP ein größeres V_{THF} und DCO_2. Innerhalb weniger Minuten kann ein leichter Rückgang der Hyperkapnie beobachtet werden. Da der Blutdruck wieder leicht angestiegen ist, wird die HFV zunächst fortgesetzt.
1.00: Das weitere Absenken der Oszillationsfrequenz auf 6 Hz bewirkt nochmals ein größeres V_{THF} und DCO_2. Konsekutiv normalisieren sich nun die pCO_2-Werte.
1.30-2.00: Die Oxygenierung verschlechtert sich erneut. Auch eine Verlängerung der IMV-Inspirationszeit Ti bringt keine Verbesserung. Ein erneut angefertigtes Lungenröntgenbild zeigt eine Zunahme der lokalen Überblähung. Eine zusätzliche Lungenfunktionsuntersuchung ergibt eine Verschlechterung der dynamischen Compliance als Zeichen einer erhöhter FRC. Die Resistance hat eher weiter zugenommen. Weil die HFV also offensichtlich zu einer Verschlechterung der klinischen Situation geführt hat, wird wieder auf konventionelle Beatmung zurückgegangen.

Die Fluß-/Volumenkurve des Fallbeispiels 2 zeigt eine konkave Verformung. Bei solchen Patienten sollte keine Oszillation versucht werden, da sich der Zustand des Patienten durch ein vermehrtes Airtrapping vermutlich verschlechtern wird.

Anhang: Fallbeschreibungen

Mode Uhrzeit	IMV 0,00	IMV+HFO 0,15	IMV+HFO 0,30	IMV+HFO 1,00	IMV+HFO 1,30	IMV+HFO 2,00
IMV-Freq.	30	3	3	3	3	3
Ti	0,6	0,6	0,6	0,6	0,6	1,2
IMV-Peak	30	30	30	28	27	27
PEEP	4	14	19	19	19	19
MAP	9	14	19	19	19	20
FiO_2	0,90	1,00	0,95	0,93	0,93	1
HFO-Freq.		10	8	6	6	6
HFO-Ampl.%		100	100	100	100	100
V_{THF}		4,00	5,30	6,80	6,30	6
DCO_2		162	202	264	220	218
tc pO_2	40	38	60	57	46	48
tc pCO_2	51	67	60	54	49	49
pH	7,32				7,35	
Puls	158	142	144	146	160	
RR	101/64	74/43	87/43		89/51	

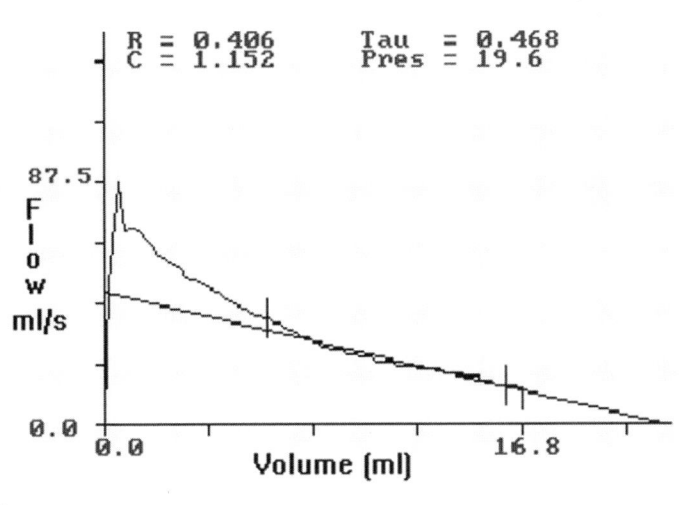

```
R = 0.406    Tau  = 0.468
C = 1.152    Pres = 19.6
```

Flow ml/s vs Volume (ml)

Abb.12.5

12.3 DCO$_2$ bei 11 Patienten

In einer eigenen Studie [95] untersuchten wir an einem Kollektiv von 11 hochfrequenzbeatmeten Neonaten und Säuglingen prospektiv den Zusammenhang zwischen pCO$_2$ und DCO$_2$ bzw. V$_{THF}$. Bei Betrachtung kurzer Zeitintervalle (1-6 Std) ergibt sich bei 5/11 Patienten eine relativ gute Korrelation der Regressionsgerade zwischen pCO$_2$ und DCO$_2$/kg-bzw V$_{THF}$/kg (r=0,79; bzw. r=0,72).(Beispiel in Abbildung 12.4). Bei diesen und weiteren 3/11 Patienten führte eine gezielte Erhöhung des DCO$_2$ bzw. des V$_{THF}$ zu einem deutlichen pCO$_2$-Abfall. Bei der Auswertung aller gemessenen pCO$_2$ und DCO$_2$/kg bzw V$_{THF}$/kg- Werte aller 11 Patienten ist jedoch nur noch eine geringe Korrelation (r=0,255 bzw. r=0,288) zwischen den genannten Variablen ersichtlich. DCO$_2$/kg und V$_{THF}$/kg erwiesen sich an diesem Kollektiv als gleichwertig bezüglich der Steuerung der Ventilation. Schwellenwerte für den DCO$_2$, bei deren Überschreitung sich ein pCO$_2$ ≤ 50 mmHg ergab, sind in der Tabelle dargestellt.
Entsprechend lagen bei einem V$_{THF}$ > 2,5ml/kg 81% der pCO$_2$-Werte unter 50 mmHg.

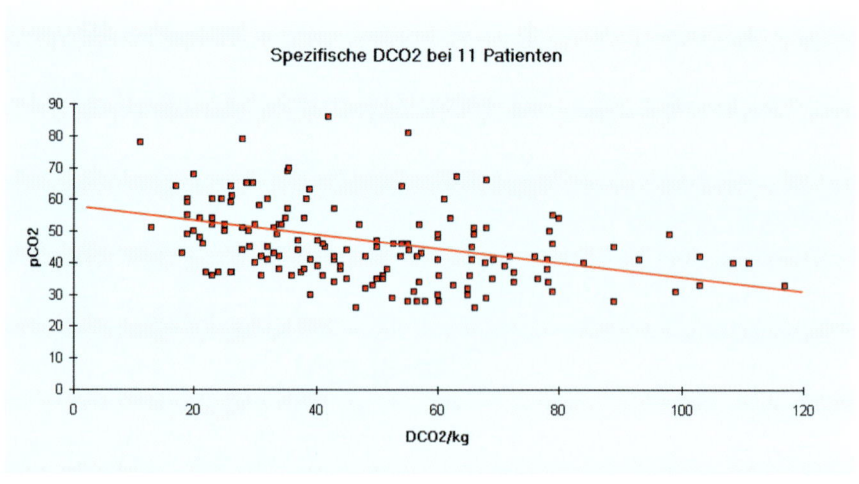

Abb 12.6: Zusammenhang zwischen pCO$_2$ und spezifischem DCO$_2$ sowie Darstellung der Korrelationsgeraden.

Anhang: Fallbeschreibungen

DCO_2/kg	pCO_2 Werte unter 50 mmHg
≤ 40	49%
40-60	85%
60-80	79%
> 80	100%

12.4 Ergebnisse der HFV an einem neonatologischen Kollektiv

Von September 1993 bis Mai 1995 wurden auf der Kinderintensivstation des A.K.Heidberg (Hamburg) und der neonatologischen Intensivstation des Hopital Purpan (Toulouse) 61 Patienten mit der Hochfrequenzoption des Babylog 8000 behandelt [96, 97].
Indikation für den Einsatz der HFV war an beiden Kliniken ein Versagen der konventionellen Beatmung (PIP > 24mbar für pO_2 >50mmHg + pCO_2 < 65mmHg). Außerdem wurde das Auftreten eines Barotraumas (Pneumothorax, Pneumopericard, Pulmonales Interstitielles Emphysem) als Indikation zur Hochfrequenzbeatmung gesehen.

Hauptdiagnosen	bis 2 kg	über 2 kg
RDS	28	1
Pneumonie	3	
Barotrauma (Pneu, interst.Emphysem)	5	3
BPD, MAS, ARDS, Blutaspiration	1	9
CDH, Lungenhypoplasie, Fehlbildungen	3	5
RSV-Bronchiolitis		2
NEC	1	

Tab.12.4.1

Anhang: Fallbeschreibungen

Lungenbefunde	bis 2 kg	über 2 kg
Homogene diffuse Lungenerkrankungen	28	2
Inhomogene Lungenerkrankungen	6	10
Airleak	7	5
PPHN (als Hauptbefund)		3
zusätzliche PPHN (als Nebenbefund)	9	9

Tab.12.4.2

Die zu Grunde liegenden Hauptdiagnosen sowie der Lungenbefund bezogen auf das Körpergewicht der Patienten bei HFV-Beginn sind in den Tabellen 12.4.1+2 zusammengefaßt.
Alle Patienten mit RDS wurden vor der Hochfrequenzbeatmung mit Surfactant behandelt. In Hamburg wurde die HFV überwie-

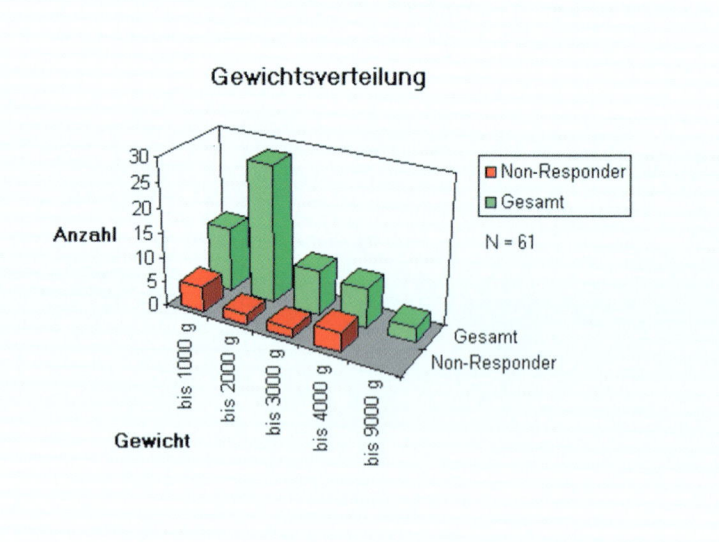

Abb. 12.7 Verteilung des Körpergewichtes bei Oszillationsbeginn von 61 Patienten. Die roten Säulen veranschaulichen die Anzahl der Therapieversager

Anhang: Fallbeschreibungen

gend (18/20) in Kombination mit einer langsamen IMV- Frequenz durchgeführt während in Toulouse die HFV ausschließlich alleine angewandt wird.

Während bei 48 der 61 Patienten die HFV zu einer raschen Verbesserung der kritischen Beatmungssituation führte, war sie bei 13 Kindern erfolglos. (Abb.12.7.)
Nach Beginn der HFV kommt es bei den HFV-Respondern in allen Gewichtsklassen zu einer schnellen Verbesserung der Blutgase, Lungenmechanik und Beatmungsparameter (Abb.12.8.- 11). Der Rückgang einer initialen Hyperkapnie war bei den kleinen Patienten am ausgeprägtesten (Abb. 12.9). Diese z.T. dramatischen Veränderungen erfordern eine rasche Adaptation der Geräteeinstellung. Insbesondere der Anstieg der Compliance (Abb 12.11.) kann eine Überblähungen begünstigen.
Ein Versagen der Hochfrequenzbeatmung wurde angenommen, wenn sich weder pCO_2 noch Oxygenierungsindex innerhalb von 24 Std um mindestens 20% verbesserten. Bei 2/13 der Non-Res-

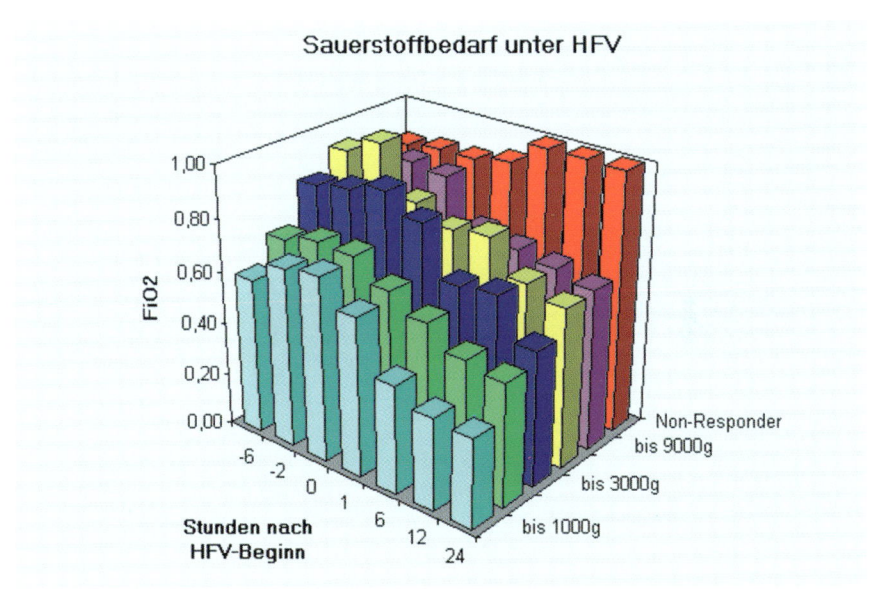

Abb.12.8 Verlauf des Sauerstoffbedarfes vor und während HFV für verschiedene Gewichtsklassen der Responder und der Nonresponder.

Anhang: Fallbeschreibungen

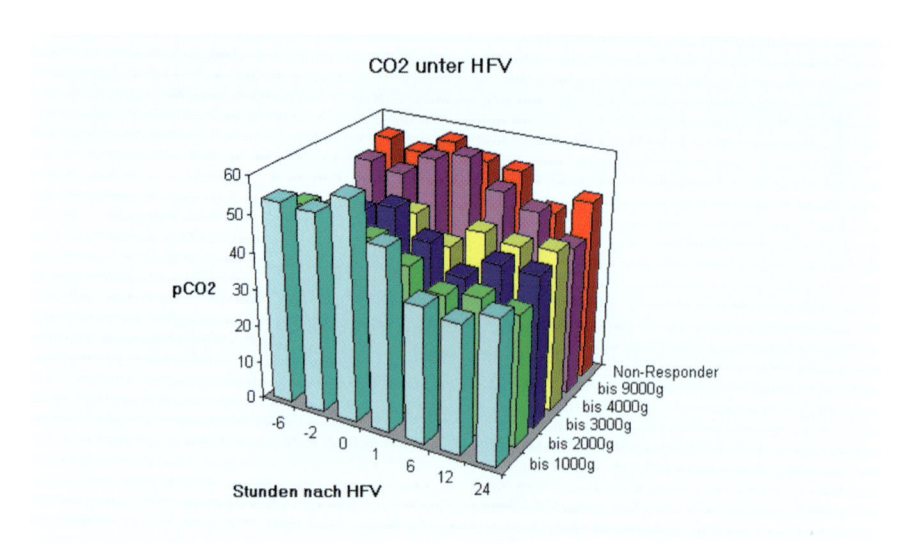

Abb.12.9 Verlauf der CO_2- Eliminierung vor und während HFV für verschiedene Gewichtsklassen der Responder und der Nonresponder.

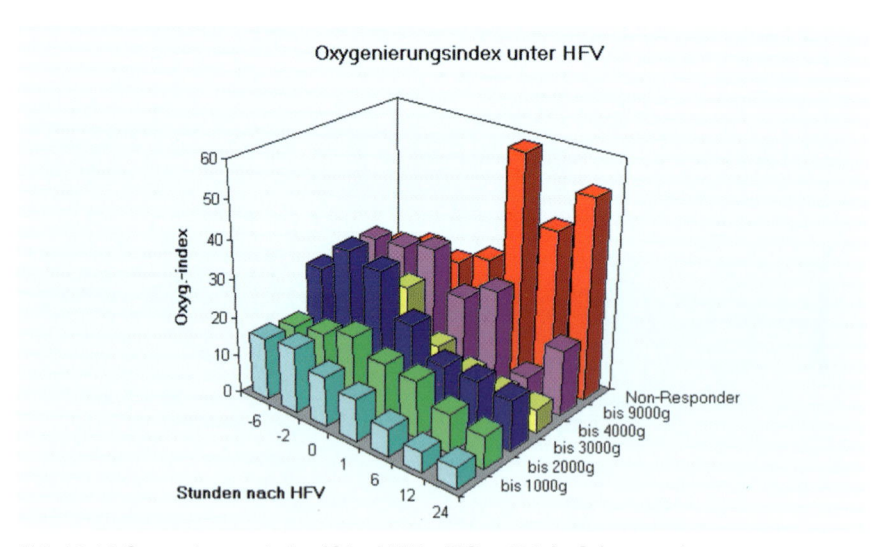

Abb.12.10 Oxygenierungsindex (OI = MAP x FiO_2x 100 / pO_2) vor und während HFV für verschiedene Gewichtsklassen der Responder und der Nonresponder.

Anhang: Fallbeschreibungen

Compliance unter HFV-Respondern

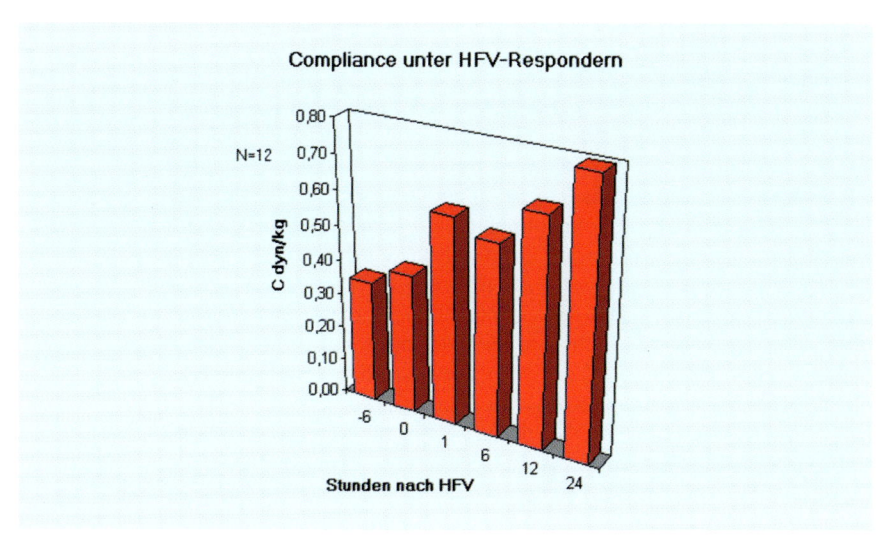

Abb. 12.11. Dynamische Compliance/kg für 12 hochfrequenzbeatmete Patienten aus Hamburg

ponder lag eine Kontraindikation (Obstruktion) vor. Die Non-Responder (mittleres Gewicht 2042g) benötigten im Gegensatz zu den Respondern (mittleres Gewicht 1982g) bei Beginn und im weiteren Verlauf der HFV mehr Sauerstoff und zeigten auch keine Besserung des Oxygenierungsindex. Die CO_2- Eliminierung unterschied sich dagegen nicht von den Respondern. s. Abb. 12.8-10.

Das mittlere Alter bei Beginn der HFV betrug 8,5 Tage (mit Ausnahme eines Kindes 1,2 Jahre 9 kg mit ARDS nach Aspiration. Die Oszillationsdauer lag zwischen 6 Std und 15 Tagen, im Mittel 83 Stunden.
Die Oszillationsfrequenz wurde zu Anfang der HFV durchschnittlich auf 8,9 Hz festgelegt und im weiteren Verlauf durchschnittlich auf 8,2 Hz reduziert. Der mittlere Atemwegsdruck lag bei Start der Oszillationsbeatmung durchschnittlich bei 15 mbar und wurde innerhalb der ersten 24 Stunden auf 12,6 mbar verringert.
Der spezifische Gastransportkoeffizient DCO_2/kg variierte bei den Hamburger Patienten im Mittel zwischen 47 und 63 ml^2/s/. Für die Patienten aus Toulouse wurden durchschnittlich wesentlich höhere Werte registriert (139 - 154 ml^2/s). Bei einem Teil dieser Kinder

mag ein Tubusleck eine Erklärung für diese hohen Werte sein. Ein signifikanter Unterschied zwischen den Hamburger und Toulouser Patienten bezüglich der CO_2-Eliminierung konnte nicht festgestellt werden.
Wahrscheinlich als Komplikationen der HFV trat bei 4 Patienten ein Airleak auf. Eines dieser Kinder zeigte aber bereits vor der Hochfrequenzbeatmung ein interstitielles Emphysem. Bei zwei Patienten mit vorbestehender Obstruktion wurde eine Zunahme der Überblähung festgestellt, so daß die HFV beendet wurde bevor sich ein Barotrauma entwickelte. Während der Behandlung traten bei vier Patienten schwere Hirnblutungen auf: 2 sehr kleine Frühgeborene (820 und 750g) mit schwerem RDS und Hyperkapnie, 2 Patienten (1200 + 1650g) mit ausgeprägter PPHN bei Sepsis. 10/28 Patienten mit RDS sowie 1 Kind mit Lungenhypoplasie bei Zwerchfellhernie entwickelten später eine bronchopumonale Dysplasie. Bei den meisten Patienten wurde während der HFV ein leichter Rückgang der Herzfrequenz beobachtet. Eine nekrotisierende Tracheobronchitis wurde nicht registriert.
Insgesamt verstarben 19 Patienten (Siehe Tab.12.4.3).

Todesursachen

Hamburg: 2 Gemini, 650g, schwere Asphyxie, Hypothermie
1 Pottersequenz
1 Lungenhypoplasie mit multiplen Fehlbildungen
1 NEC/Sepsis

Toulouse: 4 ICH Grad 4
4 Leukomalazie, Krampfstatus
1 Herzstillstand bei Airleak und Reanimation
1 Lungenhypoplasie
2 Sepsis (nosokomiale Infektion), Meningitis
1 Fehlbildungen
1 Asphyxie bei MAS

Anhang: Fallbeschreibungen

12.5 Beatmungsprotokoll

Name:			Geb.Dat:		Gewicht:		Diagnosen

Datum

	Zeit								
Einstellungen 1	Ti								
	Te								
	f-set (IMV)								
	FiO_2								
Einst. 2	HFO-Freq								
	HFO-Ampl%								
Meßwerte 1	IMV-Peak								
	MAP								
	PEEP								
Meßwerte 2	MV im								
	DCO_2								
	Vt-im								
	V_{THF}								
Patientendaten	pO_2								
	pCO_2								
	SaO_2								
	BGA								
	Puls								
	Blutdruck								
	Urin								

12.6 Abkürzungen

ANS	Atemnotsyndrom
BPD	Bronchopulmonale Dysplasie
C	Compliance
CDH	Congenital Diaphragmatic Hernia
CLD	Chronic Lung Disease
CPAP	Continuous Positive Airway Pressure
DCO_2	Gastransport-Koeffizient = $V_{THF}^2 * f$
f	Atemfrequenz
FiO_2	Inspiratorische O_2-Konzentration
HFV	High Frequency Ventilation
HFJV	High Frequency Jet Ventilation
HFO	High Frequeny Oscillation
HFOV	High Frequeny Oscillatory Ventilation
ICH	Intra Cranial Hemorrhage
I:E	Inspirations-Exspirationsverhältnis
IMV	Intermittent Mandatory Ventilation
IPPV	Intermittent Positive Pressure Ventilation
KG	Körpergewicht
MAP	Mean Airway Pressure
MV	Minutenvolumen
MVim	inspiratorisches Atemminutenvolumen der IMV- Beatmungszyklen
Paw	Atemwegsdruck
PEEP	Positive End - Exspiratory Pressure
PIE	Pulmonary Interstitial Emphysema
PIP	Peak Inspiratory Pressure
PPHN	Persistent Pulmonary Hypertention of the Newborn
PVL	Periventricular Leucomalacia
R	Resistance
RDS	Respiratory Distress Syndrom
RSV	Respiratory Syncitial Virus
SIMV	Synchronized Intermittend Mandatory Ventilation
SIPPV	Synchronized Intermittend Positive Pressure Ventilation
Ti	Inspirationszeit
Te	Exspirationszeit

Abkürzungen

VIVE Variable Inspiratory Flow, Variable Expiratory Flow, separat einstellbarer kontinuierlicher Exspirationsflow
V_{THF}: Tidalvolumen, gemittelt über mehrere Oszillationszyklen, inspiratorisch gemessen.
Vtim: inspiratorisches Atemzugvolumen der IMV- Beatmungshübe

13 Literatur

1. Abbasi S Bhutani VK Spitzer AR Fox WW Pulmonary mechanics in preterm neonates with respiratory failure treated with high-frequency oscillatory ventilation compared with   conventional mechanical ventilation. In: Pediatrics (1991 Apr) 87(4):487-93
2. Ackerman NB, DeLemos RA: High-Frequency-Ventilation in Year Book Medical Publishers .pp259 (1984)
3. Ackerman NB, Coalson JJ et al: Pulmonary interstitiel Emphysema in the premature baboon with hyaline membrane dis. Crit Care Med (1984) 12: 512-6
4. Arnold JH, Hansson JH et.al.: Prospective, randomized comparisonb of HFOV and CMV in pediatric respiratory failure (1994) Crit.Care Med 22: 1530
5. Bancalari E, Goldberg RN: High-Frequency Ventilation in the Neonate. Clin.Perinatol. (1987) 14/3:581
6. Blanc T Devaux AM Eurin D Ensel P [Systemic gas embolism in the greater circulation in a ventilated premature infantIn: Arch Fr Pediatr (1992 Oct) 49(8):725-7 (Published in French)
7. Blanco CE, Maetzdorf WJ, Walther FJ: Use of combined HFO and IMV in rabbits. J Intensive Care Med (1987) 2: 214-17
8. Blum-Hoffmann E Kopotic RJ Mannino FL   High-frequency oscillatory ventilation combined with intermittent mandatory ventilation in critically ill neonates: 3 years of experience] Eur J Pediatr (1988 May)
9. Bohn DJ, Myasaka K, Marchak BE, Thompson WK, Froese AB, Bryan AC: Ventilation by HFO. J Appl Physiolgy (1980) 48:/10 716
10. Bond DM McAloon J Froese AB Sustained inflations improve respiratory compliance during high-frequency oscillatory ventilation but not during large tidal volume positive-pressure ventilation in rabbits.In: Crit Care Med (1994 Aug) 22(8):1269-77
11. Bond DM Froese AB Volume recruitment maneuvers are less deleterious than persistent low lung volumes in the atelectasis-prone rabbit lung during high- frequency oscillation.In: Crit Care Med (1993 Mar) 21(3):402-12
12. Boynton BR, Frank LM, et al (1984) Combined high-frequency oscillatory ventilation and intermittent mandatory ventilation in critically ill neonates. Jour.Pediatr.105: 297
13. Bryan AC, Sluztsky AS. Lung volume during high frequency ventilation . Am Rev Resp Dis (1986) 133:928-30
14. Bryan AC Froese AB Reflections on the HIFI trial.In: Pediatrics (1991 Apr) 87(4):565-7
15. Butler WJ, Bohn DJ, Bryan CA: Ventilation by High Frequency Oscillation in Humans. Anaest.Analg 59:577 (1980)
16. Carter JM Gerstmann DR Clark RH Snyder G Cornish JD Null DM Jr   deLemos RA High-frequency oscillatory ventilation and extracorporeal membrane oxygenation for the treatment of acute neonatal respiratory failure.In: Pediatrics (1990 Feb) 85(2):159-64
17. Chang HK: Mechanics of Gas transport during high frequency ventilation. J Appl Physiol (1984) 56 (3) : 553-563
18. Chan V Greenough A Determinants of oxygenation during high frequency oscillation. In: Eur J Pediatr (1993 Apr) 152(4):350-3
19. Chan V Greenough A Giffin F Disease severity and optimum mean airway pressure level on transfer to high frequency oscillation. In: Pediatr Pulmonol (1994 Mar) 17(3):178-82
20. Chan V Greenough A Milner AD The effect of frequency and mean airway pressure on volume delivery during high-frequency oscillation. In: Pediatr Pulmonol (1993 Mar) 15(3):183-6
21. Chan V Greenough A Gamsu HR High frequency oscillation for preterm infants with severe respiratory failure.In: Arch Dis Child (1994 Jan) 70(1 Spec No):F44-6
22. Clark RH Gerstmann DR Null DM Jr deLemos RA Prospective randomized comparison of high-frequency oscillatory and conventional ventilation in respiratory distress syndrome. In: Pediatrics (1992 Jan) 89(1):5-12
23. Clark RH, Null DM: HFOV: Clinical management and Strategies. Cardio Pulmonary Review (1991) Sensor Medics Corp.

Literatur

24. Clark RH Gerstmann DR Null DM Yoder BA Cornish JD Glasier CM   Ackerman NB Bell RE Delemos RA Pulmonary interstitial emphysema treated by high-frequency oscillatory ventilation.In: Crit Care Med (1986 Nov) 14(11):926-30
25. Clark RH High-frequency ventilation. In: J Pediatr (1994 May) 124(5 Pt 1):661-70
26. Clark RH Yoder BA Sell MS Prospective, randomized comparison of high-frequency oscillation and conventional ventilation in candidates for extracorporeal membraneoxygenation In: J Pediatr (1994 Mar) 124(3):447-54
27. Cornish JD Gerstmann DR Clark RH Carter JM Null DM Jr deLemos Extracorporeal membrane oxygenation and high-frequency oscillatory ventilation: potential therapeutic relationships.In: Crit Care Med (1987 Sep) 15(9):831-4
28. Cortambert F Putet G Salle B Deiber M High frequency ventilation by oscillation in the treatment of the hyaline membrane disease in severe formIn: Arch Fr Pediatr (1988 Apr) 45(4):243-7 (Published in French)
29. deLemos RA, Gerstmann DR et al: HFV- The relationship between Ventilator Design and clinical strategy of hyaline membrane disease and ist complications. (1987) Ped.Pulm. 3:370
30. deLemos RA Coalson JJ deLemos JA King RJ Clark RH Gerstmann DR Rescue ventilation with high frequency oscillation in premature baboons with hyaline membrane disease. In: Pediatr Pulmonol (1992 Jan) 12(1):29-36
31. Dorkin HL, Stark AR et al: Respirarory Imedance from 4 - 40 Hz in paralysed intubated infants with RDS. J Clin Invest (1983) 72: 903-910
32. England SJ Onayemi A Bryan AC Neuromuscular blockade enhances phrenic nerve activity during high- frequency ventilation.In: J Appl Physiol (1984 Jan) 56(1):31-4
33. Frantz ID (1985) High frequency ventilation. in: Milner AD (Hrsg) Neonatal and pediatric respiratory medicine.S.37ff, Butterworths, London
34. Fredberg JJ: Augmented diffusion in the airways can support pulmonary gas exchange. J. Appl Physiol. 48:710 (1980)
35. Fredberg JJ, Glass GM, Boynton BR: Factors influencing mechanical performance of neonatal hihgh frequency ventilators. J Appl Physiology (1987) 62:2485
36. Fredberg JJ, Allen J, Tsuda A: Mechanics of the respiratory tract during high frequency ventilation. Acta Anaestesiol Scand Suppl. (1989) 90:39
37. Froese AB Butler PO Fletcher WA Byford LJ High-frequency oscillatory ventilation in premature infants with respiratory failure: a preliminary report.In: Anesth Analg (1987 Sep) 66(9):814-24
38. Fujino Y Takezawa J Nishimura M Imanaka H Taenaka N Yoshiya I High-frequency oscillation for persistent fetal circulation after repair of congenital diaphragmatic hernia. Crit Care Med (1989 Apr) 17(4):376-7
39. Gaylord MS Quissell BJ Lair ME High-frequency ventilation in the treatment of infants weighing less than 1,500 grams with pulmonary interstitial emphysema: a pilot study.In: Pediatrics (1987 Jun) 79(6):915-21
40. Gerhart T, et al. Pulmonary function in preterm infants whose lungs were ventilated conventionally or by HFO. J Ped. 115:121 (1989)
41. Gerstmann DR deLemos RA Clark RH High-frequency ventilation: issues of strategy.In: Clin Perinatol (1991 Sep) 18(3):563-80
42. Gerstmann DR , Mintom SD, Stoddard RA, Meredith KS, Bertrand JM: Results of the PROVO multicenter Surfactant HFOV controlled Trial. (Abstract) 1995
43. Hall DC, Schmidt J, Kinsella JP: HFJ/HFOV in the Term and Near-Term with severe respiratory failure. Conference Abstracts. Ped. Pulm. (1993) 15:365
44. Hamilton PP, Onayemi A, Smyth JA: Comparison of CMV and HFV: oxygenation and lung patology. J Appl Physiol (1983) 55: 131
45. HIFI Study Group :High-frequency oscillatory ventilation compared with conventional intermittent mechanical ventilation in the treatment of respiratory failure in preterm infants: neurodevelopmental status at 16 to 24 months of postterm age..In: J Pediatr (1990 Dec) 117(6):939-46

Literatur

46. HiFO Study Group. Durant DJ et al: Randomized study of high-frequency oscillatory ventilation in infants with severe respiratory distress syndrome. In: J Pediatr (1993 Apr) 122(4):609-19
47. Hentschel R, Suska A, Hülskamp G, Jorch G, Lunkenheimer P: Die Bedeutung der Beatmungsparameter bei HFOV (1994) 20. Symposium Neonatologie und Pädiatrische Intensivmedizin, Graz. Alete Wissenschaftlicher Dienst.
48. Herterich R Fackeldey E Hofweber K Steck W Neumaier F Arends H Hochfrequenzoszillation (HFO) bei Mekoniumaspiration und bei Bronchopulmonaler Dysplasie.In: Klin Padiatr (1994 Mar-Apr) 206(2):80-5 (Published in German)
49. Hörnchen H, Merz U, Wicher W, Mühler E: Die persistierende pulmonale Hypertension des Neugeborenen. (1990) Z.Kinderchir. 45: 336
50. Hoskyns EW, Milner AD, Hopkin IE (1991) Combined conventional ventilation with high frequency oscillation in neonates. Eur J Pediatr 150:357-361 Hoskyns EW Milner AD Hopkin IE Dynamic lung inflation during high frequency oscillation in neonates.In: Eur J Pediatr (1992 Nov) 151(11):846-50
51. Hülskamp G, Hentschel R, Rabe H, Jorch G, Harms E: HFOV bei 5 Ngb mit konnataler Lungenhypoplasie/ Fehlbildung.(1994) 20. Symposium Neonatologie und Pädiatrische Intensivmedizin, Graz. Alete Wissenschaftlicher Dienst
52. Huth RG: Rescue Therapie mit HFOV- zwei Fallberichte. (1995) Symposium der Universitätskinderklinik Münster.
53. Jaeger MJ, Manner M, Gallager J: Alveolar ventilation in hihgh frequency studies. Federation Proc (1983) 12:1351
54. Jackson JC Truog WE Standaert TA Murphy JH Juul SE Chi EY Hildebrandt J Hodson WA Reduction in lung injury after combined surfactant and high-frequency ventilation.In: Am J Respir Crit Care Med (1994 Aug) 150(2):534-9
55. Jackson JC, Troug WE, Stadaert TA: HFV reduces alveolar edema in premature monkeys. FASEB J 4:A945 (1990)
56. Kachel W, Arnold D, Rettwitz W, Schlicker H, Lasch P (1987) HFOV bei Neugeborenen mit kritischen Pulmonalerkrankungen. in Schröder H (Hrsg) Pädiatr.Intensivmedizin VIII S.17-20, Thieme Verlag Stuttgart-New York.
57. Kamitsuka MD, Boynton BR. Et al: Frequency, Tidal volume, ans Mean Airway Pressure Combinations that provide adequate gas exchange in HFOV. Ped Res. (1990) 27:1 64-69
58. Karl SR, Null DM, Harris TR: GFV of Infants; Then and Now. Ped Pulm: (1987) 3:268
59. Kawano T High frequency oscillation. In: Acta Paediatr Jpn (1992 Dec) 34(6):631-5
60. Keefe D, Glass G et al: Alveolar pressure during high frequency ventilation in excised dog lungs. Federation proceedings 42: 763
61. Keszler M Donn SM Bucciarelli RL Alverson DC Hart M Lunyong V Modanlou HD Noguchi A Pearlman SA Puri A et al Multicenter controlled trial comparing high-frequency jet ventilation and conventional mechanical ventilation in newborn infants with pulmonary interstitial emphysema In: J Pediatr (1991 Jul) 119(1 (Pt 1)):85-93
62. King M, Philips DM, Gross D (1983) Enhanced tracheal mucus clearence with high frequency chest wall compression. Amer Rev Resp Dis 128: 511-525
63. Kinsella JP Gerstmann DR Clark RH Null DM Jr Morrow WR Taylor AF deLemos RA High-frequency oscillatory ventilation versus intermittent mandatory ventilation: early hemodynamic effects in the premature baboon with hyaline membrane disease.In: Pediatr Res (1991 Feb) 29(2):160-6
64. Kohelet D Perlman M Kirpalani H Hanna G Koren G High-frequency oscillation in the rescue of infants with persistent pulmonary hypertension. Crit Care Med (1988)
65. Kolton M, Cattran CB, Kent G, Froese A, Bryan AC: Oxygenation during High Frequency Ventilation. Anesth. Analg. (1982) 61: 323-332
66. Lunkenheimer-PP; Redmann-K; Stroh-N; Gleich-C; Krebs-S; Scheld-HH; Dietl-KH; Fischer-S; Whimster-WF High-frequency oscillation in an adult porcine model. Crit-Care-Med. 1994 Sep; 22(9 Suppl): S37-48

Literatur

67. Lunkenheimer-PP; Salle-BL; Whimster-WF; Baum-M :High-frequency ventilation: reappraisal and progress in Europe and abroad [editorial] Crit-Care-Med. 1994 Sep; 22(9 Suppl): S19-23
68. Mammal MC, Boros SJ: High Frequency Ventilation. in Goldsmith et al: Assisted Ventilation of the Neonate. Saunders Co. (1988)
69. Marchak BE Thompson WK Duffty P Miyaki T Bryan MH Bryan AC Froese AB Treatment of RDS by high-frequency oscillatory ventilation: a preliminary report.In: J Pediatr (1981 Aug) 99(2):287-92
70. Mcculloch P, Forkert A, Froese B: Lung volume maintainance Prevents Lung Injury during HFO in surfactant deficient rabbits. Am Rev. Respir. Dis (1987) 137: 1185-92
71. McEvoy RD, Davies NJ, Hedenstierna G, Hatman MT (1982) Lung mucociliary transport during high frequency ventilation. Amer Rev Resp Dis 126:452-456
72. Meridith KS, Gerstmann DR, Null DM et al: The prevention of HMD by the immediate use of HFOV. (Abstract) , (1987) Ped.Pulm 3:374
73. Meridith KS, DeLemos RA et al: Role of lung injury in the pathogenesis of HMD in premature baboons. J Appl Physiol (1986) 66: 2150-8
74. Meridith KS, Null D,: HFOV: Candidates, Patients, Population. Cardio Pulmonary Review (1991) Sensor Medics Corp.
75. Miguet D Claris O Lapillonne A Bakr A Chappuis JP Salle BL Preoperative stabilization using high-frequency oscillatory ventilation in the management of congenital diaphragmatic hernia.In: Crit Care Med (1994 Sep) 22(9 Suppl):S77-82
76. Nekvasil R Benda K Penkova Z [Massive systemic and intracranial air embolisms in a premature child with severe RDS syndrome treated with high-frequency oscillation ventilation] In: Cesk Pediatr (1992 Jan) 47(1):2-3 (Published in Czech)
77. Niederer-PF; Leuthold-R; Bush-EH; Spahn-DR; Schmid-ER :High-frequency ventilation: oscillatory dynamics.Institute of Biomedical Engineering and Medical Informatics, Swiss Federal Institute of Technology, Zurich. Crit-Care-Med. 1994 Sep; 22(9 Suppl):S58-65
78. Ogawa Y Miyasaka K Kawano T Imura S Inukai K Okuyama K Oguchi K   Togari H Nishida H Mishina J A multicenter randomized trial of high frequency oscillatory ventilation as compared with conventional mechanical ventilation in preterm infants with respiratory failure. In: Early Hum Dev (1993 Feb) 32(1):1-10
79. Peters EA Engle WA Yoder MC Pulmonary hypoplasia and persistent pulmonary hypertension: favorable clinical response to high-frequency jet ventilation.In: J Perinatol (1992 Mar) 12(1):21-
80. Popow C: HFOV bei Früh- und Neugeborenen- Erfahrungsbericht über 2 Jahre. Symposium der Universitätskinderklinik Münster.
81. Raju-TN; Braverman-B; Nadkarny-U; Kim-WD; Vidyasagar-D Intracranial pressure and cardiac output remain stable during high frequency oscillation.: Crit-Care-Med. 1983 Nov; 11(11): 856-8
82. Rettwitz-Volk W Schlosser R von Loewenich V One-sided high-frequency oscillating ventilation in the treatment of neonatal unilateral pulmonary emphysema.In: Acta Paediatr (1993 Feb) 82(2):190-2
83. Rettwitz-Volk et al: HFOV-Multicenterstudie Frankfurt/Köln/Mannheim- Zwischenergebnisse. (1994) 20. Symposium Neonatologie und Pädiatrische Intensivmedizin, Graz. Alete Wissenschaftlicher Dienst
84. Revillon Y Sidi D Chourrout Y Martelli H Ghnassia D Piquet J   Isabey D Harf A Jaubert F High-frequency ventilation in newborn lambs after intra-uterine creation of diaphragmatic hernia.In: Eur J Pediatr Surg (1993 Jun) 3(3):132-8
85. Roberts JD Jr Shaul PW Advances in the treatment of persistent pulmonary hypertension of the newborn. In: Pediatr Clin North Am (1993 Oct) 40(5):983-1004
86. Salle BL Claris O Putet G [High frequency ventilation by oscillation]In: Pediatrie (1993) 48(12):861-3 (Published in French)
87. Scherer PW, Haselton FR: Convective exchange in oscillatory flow through bronchial tree models. J. Appl. Physiol. 53:1023 (1982)

Literatur

88. Schmitt M Pierre E Prevot J Lotte E Droulle P [Congenital diaphragmatic hernia. Antenatal diagnosis. thoracic drainage. High frequency ventilation] Les hernies diaphragmatiques congenitales. Diagnostic antenatal. Drainage thoracique. Ventilation a haute frequence Chir Pediatr (1985) 26(1):8-12

89. Siles Quesada C Puyol Buil P Omenaca Teres F Molero Diaz F   Diaz Cirujano A Gonzalez Montero R   de Castro Fernandez J   Belaustegui Cueto A [High frequency ventilation in the newborn. Study of 27 cases] In: An Esp Pediatr (1992 Nov) 37(5):361-5 (Published in Spanish)

90. Slutsky AS, Drazen JM, Kamm RD: Effective pulmonary ventilation with small volume oscillation at high frequency. Science 209:609. (1980)

91. Slutsky AS Kamm RD Rossing TH Loring SH Lehr J Shapiro AH   Ingram RH Jr Drazen JM Effects of frequency, tidal volume, and lung volume on CO_2 elimination in dogs by high frequency (2-30 Hz), low tidal volume ventilation.In: J Clin Invest (1981 Dec) 68(6):1475-84

92. Spitzer AR, Davis J, Clarke WT, Bernbaum WJ, Fox WW: Pulmonary hypertension and persistant fetal circulation in the newborn. Clin Perinatol 15 (1988) 389

93. Stachow R: Hochfrequenzoszillationsbeatmung zur Behandlung therapierefraktärer Atelektasen. 17. Symposium der DÖGNPI 1991, Hamburg. Alete Wiss. Dienst

94. Stachow R, Laux R: Routine Assesment of pulmonary function testing on a NICU (1994) Pädiatr.Grenzgeb 33:283.

95. Stachow R, Laux R: Volumenorientierte Hochfrequenzbeatmung. (1995 /1) 21.Symposium Neonatologie und pädiatrische Intensivmedizin, Mannheim.

96. StachowR, Fries F, Blohm MC, Laux R: Hochfrequenzoszillationsbeatmung bei Neugeborenen und Säuglingen mit dem Babylog 8000. . (1995 /2) 21.Symposium Neonatologie und pädiatrische Intensivmedizin, Mannheim.

97. Stachow R, Fries F, Blohm MC, Laux R : Differente Strategien der Hochfrequenzventilation bei verschiedenen Formen des neonatalen Lungenversagens.(1995/3) DIVI 95 (3. Deutscher interdisziplinärer Kongress für Intensivmedizin, Hamburg)

98. Tamura M Tsuchida Y Kawano T Honna T Ishibashi R Iwanaka T   Morita Y Hashimoto H Tada H Miyasaka K   Piston-pump-type high frequency oscillatory ventilation for neonates ith congenital diaphragmatic hernia: a new protocol J Pediatr Surg (1988 May) 23(5):478-82

99. Tamura M, Morta Y, Kawano T, Myasaka K: Clinical Experience with Humminbird BMO-20N; HFO is effective for respiratory failure due to restrictive respiratory disease without airway lesion. (Abstract) (1987) Ped.Pulm 3:377

100. Taylor G: The dispersion of matter in turbulent flow through a pipe. Proc.R.Soc. London 223:446 (1954)

101. Theissen-JL; Redmann-K; Lunkenheimer-PP; Grosskopff-G; Zimmermann-RE; Lawin-P, Hochfrequenzbeatmung: Nebenwirkungen und Gefahren. Anasth-Intensivther-Notfallmed. 1990 Jan; 25 Suppl 1: 14-9

102. Thompson WK Marchak BE Bryan AC Froese AB Vagotomy reverses apnea induced by high-frequency oscillatory ventilation.In: J Appl Physiol (1981 Dec) 51(6):1484-7

103. Thome U: Hochfrequente Oszillationsbeatmung bei Neugeborenen. (1994) 20. Symposium Neonatologie und Pädiatrische Intensivmedizin, Graz. Alete Wissenschaftlicher Dienst.

104. Todd-DA; John-E; Osborn-RA :Tracheal damage following conventional and high-frequency ventilation at low and high humidity.Crit-Care-Med. 1991 Oct; 19(10): 1310-6

105. : Todd-MM; Toutant-SM; Shapiro-HM :The effects of high-frequency positive-pressure ventilation on intracranial pressure and brain surface movement in cats. Anesthesiology. 1981 Jun; 54(6): 496-504

106. Troug WE, Standaert TA: Effect of HFV on gas exchange and pulmonary vascular resistance in lambs. J Appl Physiol (1985) 59: 104-9

107. Tsuzaki K High-frequency ventilation in neonates.In: J Clin Anesth (1990 Nov-Dec) 2(6):387-92

108. Varnholt V Lasch P Suske G Kachel W Brands W High frequency oscillatory ventilation and extracorporeal membrane oxygenation in severe persistent pulmonary hypertension of the newborn. In: Eur J Pediatr (1992 Oct) 151(10):769-74

Literatur

109. Varnholt V Lasch P Kachel W Diehm T Koelfen W Hochfrequenzoszillationsbeatmung bei Sauglingen mit schwersten Atemstorungen: Moglichkeiten, Risiken und Grenzen. Klin. Pediatrie (1994), 206: 161
110. Vierzig A Gunther M Kribs A Roth B Clinical experiences with high-frequency oscillatory ventilation in newborns with severe respiratory distress syndrome.In: Crit Care Med (1994 Sep) 22(9 Suppl):S83-7
111. Walker-AM; Brodecky-VA; de-Preu-ND; Ritchie-BC: High-frequency oscillatory ventilation compared with conventional mechanical ventilation in newborn lambs: effects of increasing airway pressure on intracranial pressures.. Monash University Centre for Early Human Development, Monash Medical Centre, Melbourne, Australia: Pediatr-Pulmonol. 1992 Jan; 12(1): 11-6
112. Waffarn F, Turbow R, Yang L, Sills J, Hallmann M: Treatment of PPHN: a randomized trial comparing IMV and HFOV delivering NO. (Abstract) 1995
113. Walsh MC Carlo WA Sustained inflation during HFOV improves pulmonary mechanics and oxygenation. J Appl Physiol (1988 Jul) 65(1):368-72
114. Wiswell TE Mendiola J Jr . Respiratory distress syndrome in the newborn: innovative therapies. In: Am Fam Physician (1993 Feb 1) 47(2):407-14
115. Wiswell TE, Clark RH et al: Tracheal and bronchial Injury with HFO and HFFI compared with CMV. (Abstract) (1987) Ped. Pulm: 3: 376

14 Index

Absaugen 25; 33
Airleak 20; 32; 36
Airtrapping 32; 44; 56
Amplitude 14; 15; 18; 24; 25; 31; 39; 42
Apnoe 36
ARDS 20
Atelektase 20; 22; 33
Atemfrequenz 19
Atemluftanfeuchtung 36
Atemminutenvolumen 19
Atemnotsyndrom 31
Atemwegsdruck, mittlerer 14
Atemzugvolumen 19

Barotrauma 5; 13; 22
Beatmung
  konventionelle 5; 6
Beatmungsschläuche 10
Bias-Flow 5
Blutdruck 25; 27; 56
BPD 20; 32; 37

CO_2-Eliminierung 19; 21; 22; 26
Compliance 11; 16; 20; 22; 30; 56
CPAP 14; 41; 44

DCO_2 19; 25; 29; 34; 36; 52
Diffusion 12
Dispersion 12
Druckgrenze 21
Dystelektasen 15

Echokardiografie 29
ECMO 8
Emphysem, interstitielles 32
Exspirationsphase 41; 44

Exspirationsventil 41
Extubation 27

FiO_2 25
Flow 41
Frühgeborene 25

Gasaustausch 11
Gastransport 12
Gastransportkoeffizient 19
Gerinnungsstörung 37

Heilversuch 20
Herzfrequenz 36; 56
HFO
  Beatmungsprotokoll 65
  Definition 8
  intermittierend 33
  Versagen 39
Hyperkapnie 25
Hyperventilation 34
Hypoxie 25

I:E-Ratio 36; 41
IMV 14; 22; 27; 33; 44
Indikation 20
Inspirationsdruck 22
Inspirationsphase 41
Intracranielle Blutungen 36

Jet-Venturi-System 10; 41

kapilläre Füllungszeit 27; 29
Katecholamine 36
Kolbenoszillator 9
Komplikationen 36
  iatrogene 39
Kontraindikation 37
Körpergewicht 38

Lautsprecher 9
Lunge
 Blähung 29
 Blähungszustand 24
 Entfaltung 24
Lungenblutung 32
Lungenfunktionsuntersuchung 30; 55
Lungenhypoplasie 20; 31
Lungeninflation 29
Lungenmechanik 13

MAP 14; 25; 27; 29
Mekoniumaspiration 20; 32; 37
Monitoring 29; 44

Nebenwirkungen 36
Nekrotisierende Tracheo-Bronchitis 37
Neugeborene 21

Obstruktion 36; 55
Oszillationsfrequenz 14; 18; 24; 31
Oszillationsvolumen 14; 15; 18; 25; 36; 38; 42
Oxygenierung 15; 21; 25; 31

PEEP 14; 41; 66
Pendelluft 13
PIP 21; 66
Pneumonie 20; 31
Pneumothorax 32
PPHN 20; 34

RDS 20
Rechts-Links-Shunt 13; 34
Rescue 20
Resistance 11; 16; 56

Resonanzfrequenz 18
RSV-Bronchiolitis 37; 55

Schlauchsystem 41; 50
 Compliance 42
Sekret 15; 25; 36; 52
SIMV 44
Steuerdruck 42
Strategien 31
sustained inflation 14; 22; 24

Thoraxvibration 24
Tidalvolumen 11; 29
Totraumvolumen 8; 11

Überblähung 26; 32; 36

Vagotonus 36
Ventilation 31
Ventilations-Perfusionsmismatch 13; 15; 34
VIVE 41
volume recruitment 14; 22

Weaning 27; 54

ZVD 25; 27; 29
Zwerchfellhernie 20